低栄養を防いで健康寿命をのばす!

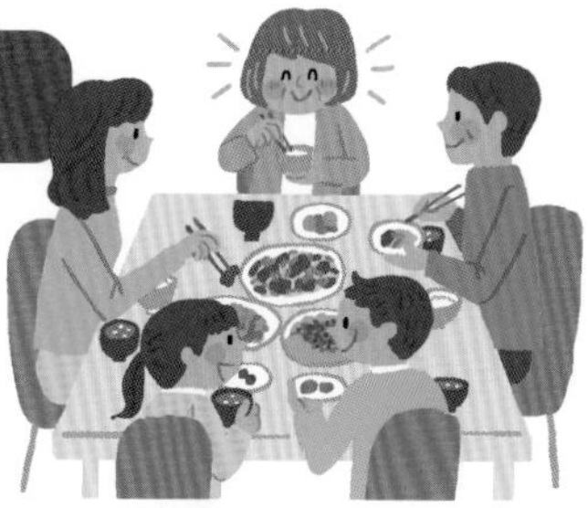

最新

70歳からの栄養の基本と食べ方のコツ

監修
女子栄養大学教授 医師・医学博士
新開省二

ナツメ社

はじめに

食・栄養は、健康長寿を支えます ～「多様食」のすすめ～

皆さんは、健康長寿の3つの柱をご存じですか。それは「栄養」、「体力」、「社会参加」です。中でも、「栄養」は、最も大切なものといえましょう。高齢期は中年期とは違って、栄養過多ではなく栄養不足がより問題です。高齢期の栄養不足を「低栄養」といいます。健康長寿を目指すなら低栄養を予防していきましょう。

国民の健康づくりの指針である「健康日本21（第二次）　2013-23」では、高齢者の健康上の課題として、はじめて低栄養が取り上げられました。当時、同策定委員会の専門委員であった私は、長年にわたる健康長寿の研究から、高齢者の低栄養の現状と健康リスクをまとめ、低栄養対策の重要性を指摘しました。わが国では高齢者の約4人に1人が低栄養にあり、その頻度が一貫して増加していたからです。

最近では、健康長寿の3つの柱が知られるようになり、低栄養に関心を持つ高齢者が増えてきています。しかし、低栄養がどういった原因で生じるのか、また、低栄養がどういった健康障害を引き起こすのか、さらに、低栄養を予防するための食事のとり方などについては、あまり知られていません。

私は過去20年以上にわたって、全国各地に出かけて健康長寿と食・栄養との関係について研究してきました。本書を読んでいただくとわかると思いますが、健康長寿を目指すなら、中年期とは違う高齢期の食・栄養の常識を身につける必要があります。本書の記述はすべて、日本人高齢者を対象にした疫学研究（＝集団医学ともよばれる）

から導かれた大変貴重なデータに基づいています。

「年をとったら食が細くなるのはしかたがない」「粗食のほうが健康にはいい」と考えていませんか。この考え方は危険です。長くそうした食事をしていると、知らず知らずに低栄養が忍び寄ります。低栄養になると、ものを覚えたりする認知機能や体を動かす運動機能のほか、血管を含む全身の臓器の働きが衰えてきます。その結果、転倒して骨折する、脳卒中や心不全を起こす、感染症にかかりやすくなる、身の回りの介護が必要となる、ついには死亡するといったリスクが増えるのです。

では、低栄養を予防するために、何をどのように食べたらよいのでしょうか。体はさまざまな栄養素からつくられています。また、体の新陳代謝にはさまざまな栄養素がお互いに協力して働いています。ひとつの食品はある栄養成分が多い一方、ある成分が少ないなど、食品ごとに特徴があります。したがって、体が健康でいるには、いろいろな食品からさまざまな栄養素をまんべんなくとることが必要です。つまり、健康長寿には多様な食品から必要な栄養を摂取する、いわゆる「多様食」がおすすめなのです。

本書では、低栄養による健康リスクやそれを予防する上で必要な食品や栄養素、普段の食生活で「多様食」を実現するには「何を」「どう食べればよいのか」など、健康長寿につながる食生活のコツが紹介されています。

高齢期を健康に過ごすための食生活のナビゲーションとして、本書を役立てていただけたら幸いです。

新開省二

もくじ

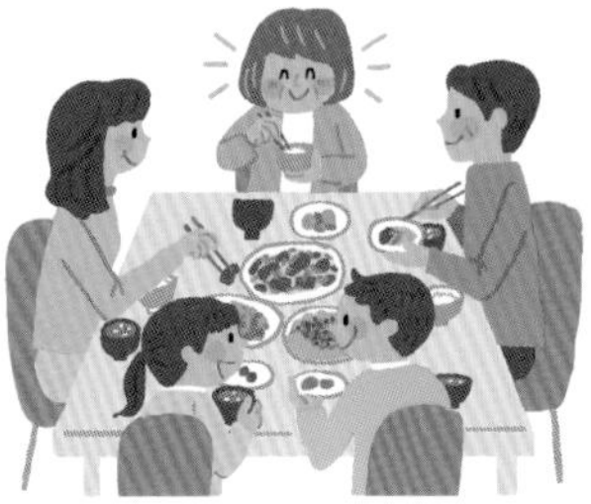

Part 3 食事づくりのポイント

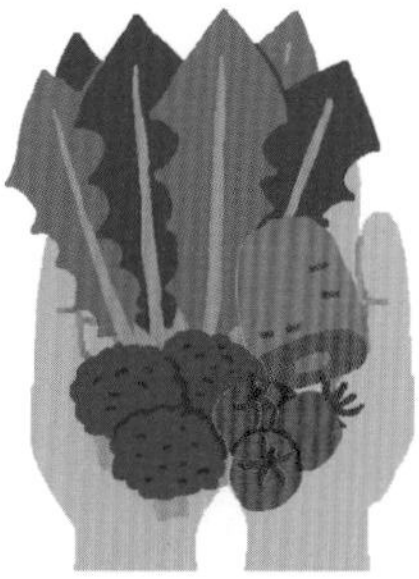

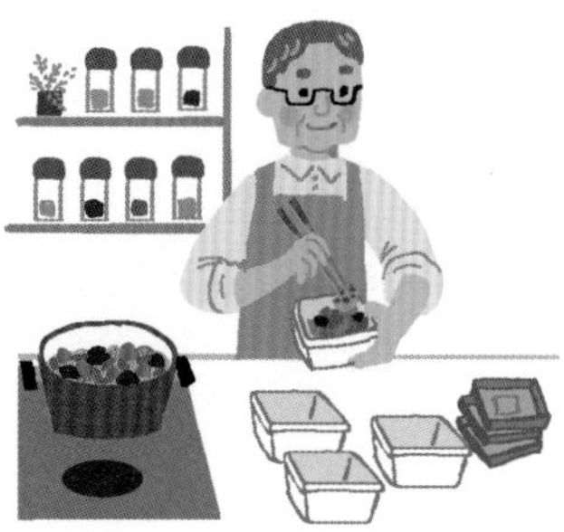

Part 4 多様食に役立つメニュー

Part 1

70歳からの「栄養」の基本

意外と知らない、高齢期の食生活の落とし穴から
これから必要な栄養とは何なのかを
さまざまなデータから探っていきます。

健康長寿のカギは栄養状態

高齢期の栄養状態の良し悪しが健康寿命に影響

人生１００年時代といわれていますが、**介護を必要としない自立した生活を送ることができる「健康寿命」は、平均寿命を大きく下回ります。**長生きできても、認知症や寝たきりになってしまうと、自分の思うような生活はできません。いつまでも**自分らしく過ごしていくには、できるだけ健康寿命をのばしたいものです。**

それには、体に必要な栄養をとること。当たり前のことと思うかもしれませんが、高齢期になると活動量や咀嚼《そしゃく》力の低下などから食が細くなり、栄養不足に陥りやすくなります。だからこそ、**高齢期はいかに良好な栄養状態を維持するかが、重要なカギとなってきます。**

栄養状態がよい小太りは長生きする

栄養状態がよいことが健康長寿のプラス要因になることは、東京都健康長寿医療センター研究所が65歳以上の高齢者を対象に行った調査からも明らかになっています。

栄養状態の指標の一つであるＢＭＩ(体格指数)の高いほうから順番に「太い人」「少し太い人」「少し細い人」「細い人」の４グループに分けて追跡調査した結果、ＢＭＩ20以下の「細い人」の生存率が、ほかのグループよりも明らかに低かったのです。一方、生存率が高かったのは、「少し太い人」、いわゆる小太りの人でした(Ｐ９グラフ参照)。これにより、**高齢期では肥満よりも「やせ」のほうが健康リスクになる**ことがわかりました。

また、この調査では血中の栄養成分である総コレステロール、アルブミン、ヘモグロビンの数値に関しても同様に４つのグループに分けて生存率を調べています。

結果は、すべてにおいて数値が低い人の生存率が、他のグループと比べて低いことがわかりました。

数値が低いのは栄養状態が悪いことを示しています。つまり、栄養状態が悪いと生存率が低くなることが示されたのです。

「やせ」より「小太り」のほうが長生き

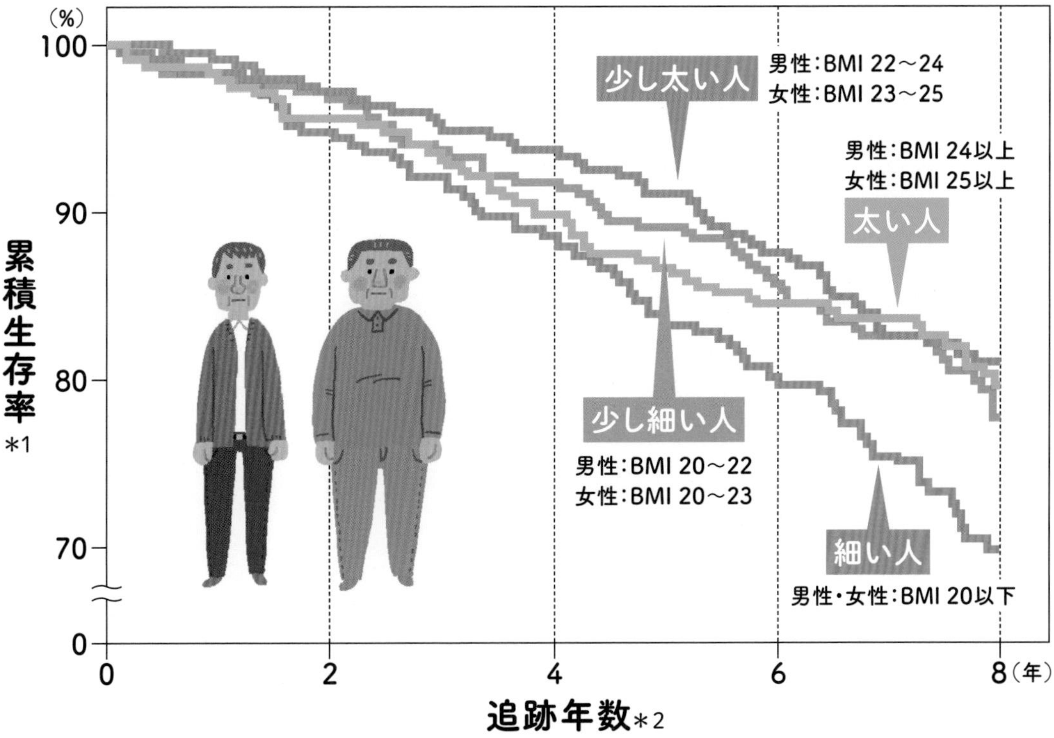

*1　調査している間、対象者のうち生存者がどのくらいかを確率で計算したもの。
*2　東京都小金井市および秋田県南外村の在宅高齢者1,048人を8年間追跡調査。

出典:東京都健康長寿医療センター研究所　健康長寿新ガイドライン策定委員会編・著『健康長寿新ガイドライン　エビデンスブック』(社会保険出版社)

BMIの求め方

BMI※ = 体重(kg)÷身長(m)÷身長(m)

例)身長165cm、体重70kgの男性の場合
70(kg)÷1.65(m)÷1.65(m)=25.71
…BMIは**25.7**

日本肥満学会での基準ではBMI25以上は肥満と判定される。しかし、BMI20〜28未満は死亡リスクが少ない[*3]ので、高齢期は多少太めでも問題ないといえよう。

*3 出典:Tamakoshi A, et al. Obesity 2010; 18(2), 362-369
Sasazuki S, et al. J Epidemiol. 2011; 21(6), 417-430

肥満の判定基準(日本肥満学会)

やせ	普通	肥満
18.5未満	18.5〜25未満	25以上

高齢期に適当な基準

やせ	普通または小太り	肥満
20未満	20〜28未満	28以上

※体格指数のこと。BMIはボディ・マス・インデックスの略。

粗食は老化を促進する

粗食信仰は低栄養を招く

巷には、さまざまな健康情報があふれています。役立つものもありますが、年齢や体の状態によっては、逆効果になることもあります。

その一つが「粗食信仰」です。低エネルギー食＝健康と思う人は多いようです。しかし、「肉は食べない」「野菜だけを食べる」「油は極力避ける」といった**極端に偏った食事をしていると、体に必要なエネルギーや栄養素が不足してしまいます。結果、健康を損なうばかりか、老化を促進して健康寿命を縮めることにもなりかねません。**

確かに、脂肪や糖分のとりすぎなど偏った食事をしてメタボ[※1]になったり、糖尿病などの生活習慣病になったりしている人は、今までよりも低エネルギーの食事にする必要はあるでしょう。でも、十分な栄養を必要とする**高齢期に粗食を実践するのは、低栄養につながるので危険です。**

中年期までの健康常識と高齢期の健康常識は異なる

長年、健康診断ではメタボ対策として、脂肪や糖分のとりすぎ、摂取エネルギーのとりすぎに注意し、肥満にならないように指導されてきたかもしれません。

しかし、**高齢期になってもメタボを気にしすぎて栄養やエネルギーを制限した食生活を送っていると、栄養不足、エネルギー不足からフレイル（筋力や認知機能が低下した、要介護になる一歩手前の状態）に陥ります。**さらに、若いときはたんぱく質の合成[※2]が強く働いて食べたものが身についていきますが、高齢期になるとたんぱく質を分解する力が強く働くため、栄養不足になると自分の骨格筋のたんぱく質を分解してエネルギーをつくり出そうとします。結果、筋肉量が減ってサルコペニア（P16参照）や骨粗しょう症を招きます。

60歳をすぎたら新しい健康常識のステージに進んだと考え、栄養や食事のとり方を見直すことが大切です。

※1 メタボリック症候群の略。内臓脂肪が蓄積し、高血圧、高血糖、脂質異常となる状態。
※2 たんぱく質が細胞の中でつくり出される過程。

年齢とともに変わる健康常識

中年期

- 高脂肪の食事は避ける
- 過食によるエネルギーのとりすぎに注意
- 肥満を防ぐ

食べすぎによる「肥満」は血管を詰まらせて脳卒中や心筋梗塞を招く

↓

病気になる一歩手前の
メタボ対策が必要

高齢期

- たんぱく質や脂肪は、しっかりとる
- 少食によるエネルギー不足に注意
- やせすぎを防ぐ

低栄養による「やせ」は筋力や活動量の低下を招く

↓

要介護状態になる一歩手前の
フレイル対策が必要

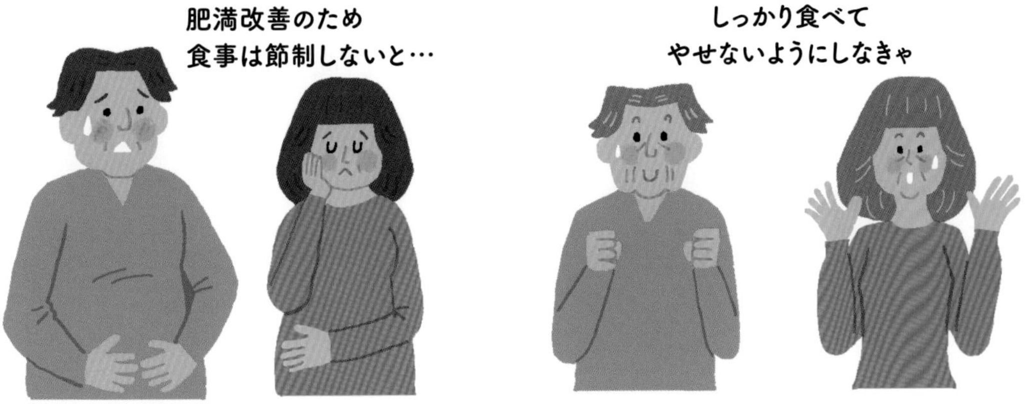
肥満改善のため
食事は節制しないと…
しっかり食べて
やせないようにしなきゃ

総コレステロール値はやや高いほうがいい

高コレステロールは健康に悪いと思いがちだが、生存率を調査した結果、「やや高め」のほうが長生きということがわかった。コレステロールは、体の細胞膜やホルモンの材料として不可欠なもの。高齢者にとっては、コレステロールが低すぎるのも問題だ。

〈総コレステロール値と生存率の関係〉

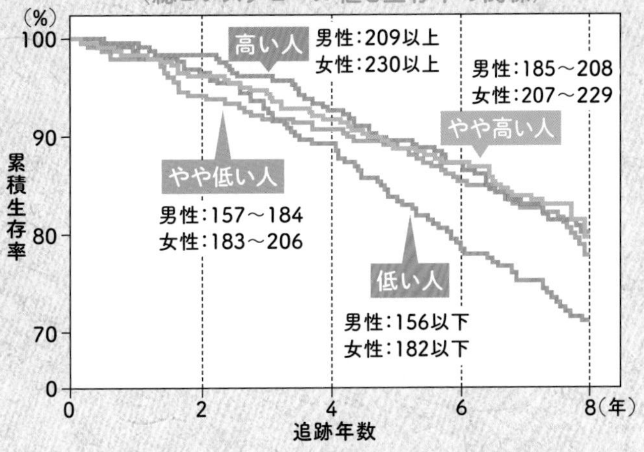

小金井市および南外村の在宅高齢者1,048人を8年間追跡

出典:東京都健康長寿医療センター研究所　健康長寿新ガイドライン策定委員会編・著『健康長寿新ガイドライン　エビデンスブック』(社会保険出版社)

食べているのに低栄養に!?

高齢期はさまざまな要因で1日の食事量が減少

高齢期こそ十分な栄養が必要ですが、実際には低栄養の高齢者が少なくありません（下記グラフ参照）。

「自分は食べているから大丈夫」と思っている人もいるかもしれませんが、**重要なのは食べているかどうかではなく、食事の量と内容です。1日の食事量が少なければ、エネルギーも栄養も不足します。**

でも、なぜ高齢期は低栄養に陥りやすいのでしょう。その原因は一つではなく、さまざまな要因が関係しています。

まず、加齢による身体機能の低下があげられます。筋力が衰えることで体をあまり動かさなくなるので食欲が低下し、食事をしなかったり、少量で済ましてしまったりします。また、食べ物をかむ力、飲み込む力が低下すると、食べやすい料理や食べ物ばかりに偏ってしまうほか、スムーズに食べられないので食事をすることがイヤになったりします。

病気が原因で食べられなくなったり、配偶者や親しい友人との死別で精神的に食事が進まなくなったりすることもあります。さらに、高齢者のひとり暮らしや、高齢夫婦だけの家庭の場合は、社会的な孤立という切実な問題が潜んでいます。買い物や料理を思うようにできなくなると、1日3食を食べることがたちまち難しくなるからです。

低栄養傾向（BMI20以下）の高齢者の割合

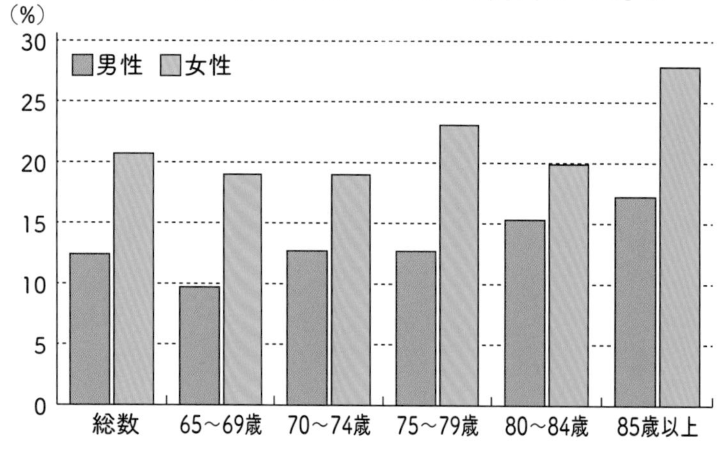

出典：厚生労働省「国民健康・栄養調査結果の概要」（令和元年）

低栄養になる主な原因と影響

1 身体

- 咀嚼力、飲み込む力の低下で食べられるものが限られる。
- 味覚や嗅覚の低下で食事が楽しめない。
- 筋力の低下で活動量が減少し、おなかがすかない。

など

2 社会

- 交通の便が悪い、店が遠いなどの生活環境で、生鮮食料品を十分に確保することができない。
- 経済的な理由から買い物や食事を控える。

など

3 心理

- 配偶者や親しい友人との死別による気持ちの落ち込みで食欲が低下。
- ひとり暮らしの孤食で食事が楽しめない。
- うつ症状や、認知機能の低下。

など

1日の食事量が減少して「低栄養」に

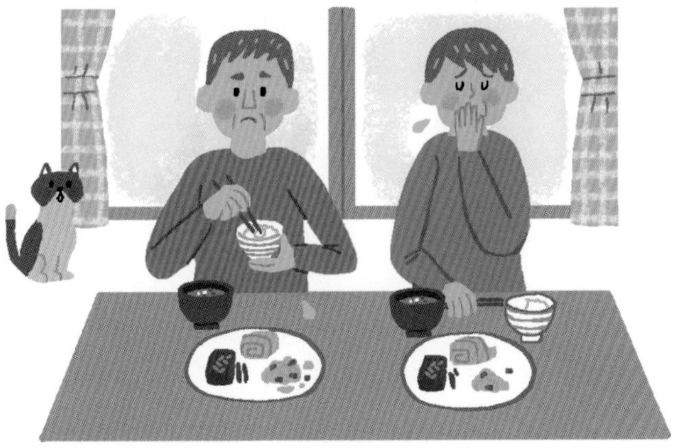

↓

- 体重が減少してやせてくる
- 疲れやすくなり、元気がなくなる
- 筋肉量や筋力が減少し、活動量が減少
- 骨密度が低下して骨折しやすくなる
- 免疫機能が低下し、病気にかかりやすくなる

低栄養が続くと要介護状態に

低栄養はフレイルを促進する

低栄養になると、体を動かすエネルギーはもちろん、筋肉や内臓など体を構成する主成分になる栄養素や、体の調子を整える栄養素が不足するため、体がうまく働かなくなります。車でいえば、ガソリン、部品不足のようなもので、満足に走ることができない状態です。

低栄養状態が続くと、まさに負のスパイラルに陥ります。加齢で筋力が低下してくるうえに低栄養でさらに筋肉量が減少すると、基礎代謝量（生きていくのに必要最低限のエネルギー量）が低下します。それは1日のエネルギー消費量が減ることにつながり、動かないので食欲が低下し、ますます低栄養になるという「フレイルサイクル」という悪循環になります（P15上図参照）。

フレイル（虚弱）とは、加齢による身体的・認知的機能が低下した状態のことで、健康状態と要介護状態の中間といえます。フレイルが進行すると、日常生活に支障が生じるようになり、要介護状態になるリスクが高まります。

しかし、フレイルの段階で適切な対処をすれば、その進行をゆるやかにしたり、健康状態に近づけたりすることができます。つまり、低栄養を改善すれば、老化のスピードを遅くすることが可能というわけです。

フレイル、ロコモ、サルコペニアの関係

フレイルには、身体的フレイル（ロコモ※、サルコペニアなど）、社会的フレイル（孤独、閉じこもりなど）、精神・心理的フレイル（うつ、認知症など）の3つの側面があり、それぞれ相互に関わっています。

特に身体的フレイルが出やすく、ロコモはその代表的な症状。ロコモは、歩くなど体を動かす運動機能が低下し、要介護になるリスクが高い状態ですが、その引き金となるのがサルコペニア（筋肉量の減少）です。これらフレイル、ロコモ、サルコペニアを防ぐことが、健康寿命をのばすことにつながります。

※ロコモティブシンドローム（運動器症候群）の略。

フレイルから要介護状態に

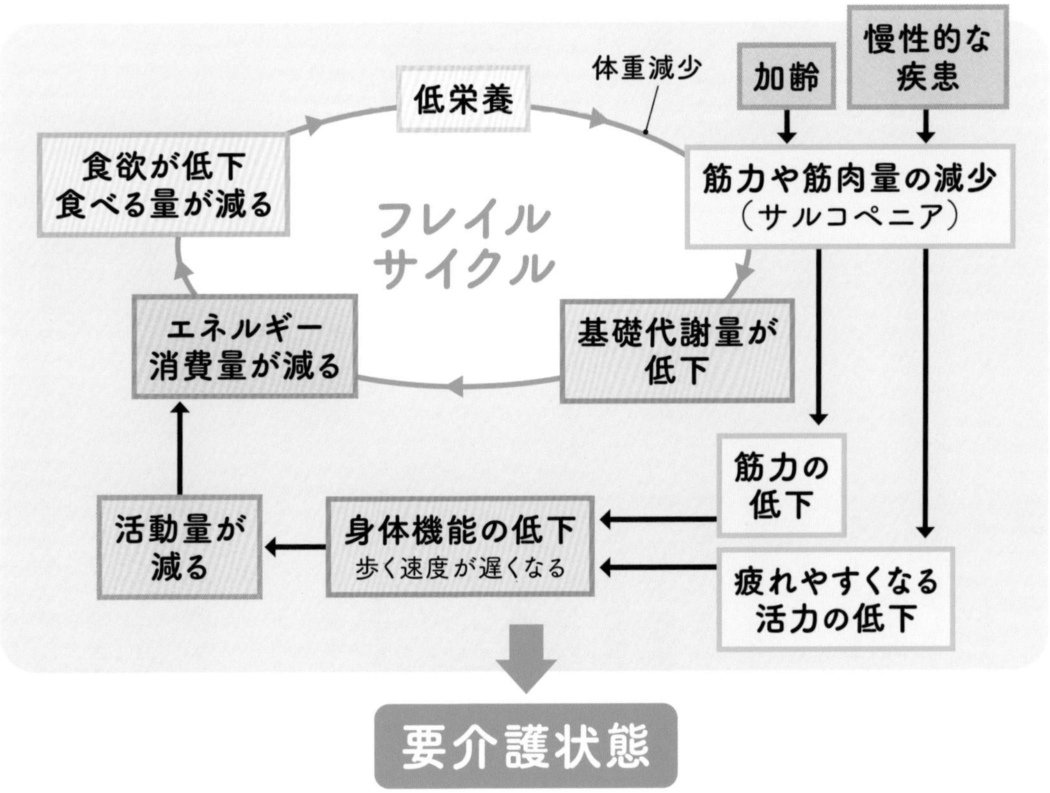

出典:Xue QL, Bandeen-Roche K, Varadhan R, et al. Initial manifestations of frailty criteria and the development of frailty phenotype in the Women's Health and A ging Study II. J Gerontol ABiol Sci. Med Sci 2008;63(9):984-990. より改変引用

フレイルは要介護の一歩手前の状態

加齢に伴い、外出や人との交流といった社会との関わりが減少して家に閉じこもるようになったり、体力が低下したり、低栄養になってやせたりすると、フレイルになるリスクが高まる。

特に低栄養の状態が長く続くと、筋肉量が減って筋力や歩く力が衰えるサルコペニアを招いてフレイルの進行を加速させる恐れがある。

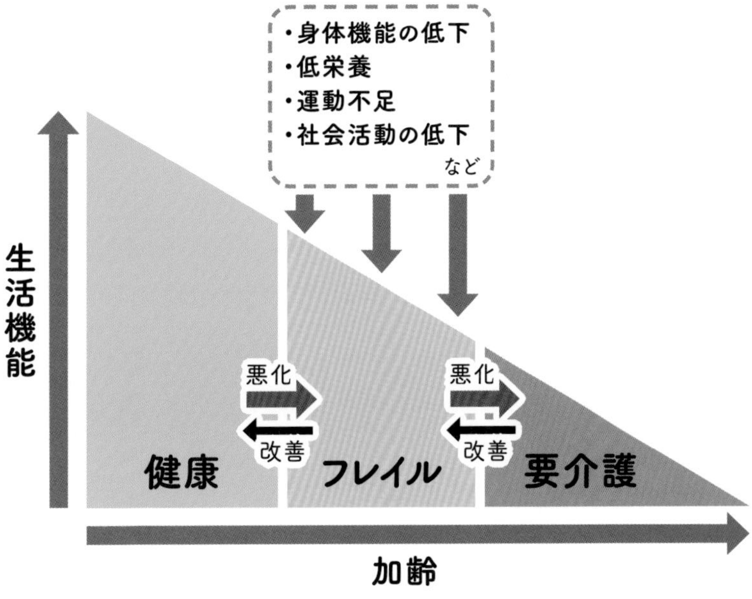

加齢と低栄養による サルコペニアから要介護へ

加齢や低栄養で筋肉量が減少して、筋力が低下した状態をサルコペニアといいますが、これも要介護状態になる要因の一つです。

私たちの体は、食べ物から必要な栄養を摂取して機能を維持しています。そのため、栄養が足りなくなると、仕方なく肝臓や筋肉に蓄えられているグリコーゲン（ブドウ糖がいくつかつながったもの）をエネルギー源として利用しますが、その蓄えもなくなると、今度は体内のたんぱく質や脂質を分解して利用します。つまり、身を削って体の機能を正常に動かそうとするわけです。

こうして身を削った代償は大きく、**筋肉の量が減少して筋力が低下することで、日常生活にさまざまな支障を来すことになります。**例えば、握力が低下してペットボトルのふたが開けられない、歩行速度が低下して青信号のうちに横断歩道を渡りきれない、足の筋力が低下して小さな段差でつまずいて転倒するといったことが生じやすくなります。

下記の「指輪っかテスト」で、ふくらはぎの一番太い部分を両手の指でつかめたり、指とふくらはぎの間にすき間ができてしまう人は、筋肉量が減っていると考えられます。食事量や食事内容を改善するようにしましょう。

歩行速度や握力が低下していたら フレイル、サルコペニアの疑いあり

高齢期の低栄養は、要介護に直結します。健康寿命をのばすためには、しっかり食べ、さまざまな食品に含まれる栄養を過不足なくとることが大切です。

やせてくるのは低栄養の証拠。また、歩く速度が遅くなった、以前より握力がなくなったと自覚したら、フレイルやサルコペニアの可能性があります。筋肉の材料となるたんぱく質が多く含まれる肉や魚などを積極的にとったり、無理のない運動で筋力をつけるようにしましょう。

なお、フレイルかどうかをチェックする方法として、東京都健康長寿医療センター研究所が作成したチェックリストがあります（P17参照）。点数が高いほど要介護になるリスクが高くなります。

サルコペニアの危険度チェック

指輪っかテスト

両手の親指と人差し指で、ふくらはぎをつかむように輪っかをつくり、どれだけつかめるかを見る。

低 ← サルコペニアの可能性 → 高

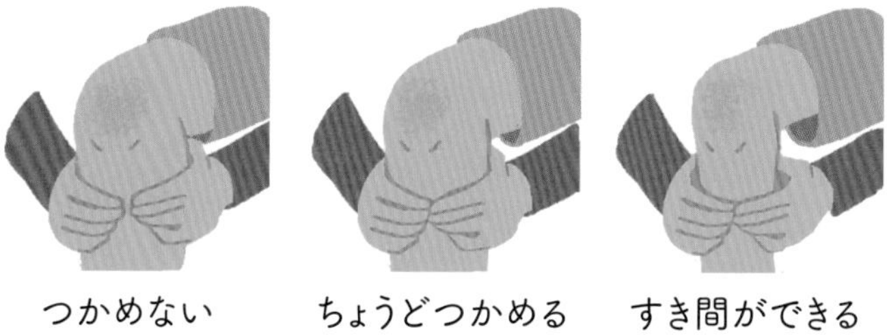

つかめない　ちょうどつかめる　すき間ができる

出典：東京大学 高齢社会総合研究機構・飯島研究室公式サイト「フレイルを知ろう」より作成

フレイル（虚弱）予防チェックシート

次の15の質問に対して、「はい」または「いいえ」に○をつけ、
色がついた枠の○を1つ1点として、合計点数を算出してください。

体力	1	この1年間に転んだことがありますか	はい	いいえ
体力	2	1kmぐらいの距離を不自由なく続けて歩くことができますか	いいえ	はい
体力	3	目は普通に見えますか（眼鏡を使った状態でもよい）	いいえ	はい
体力	4	家の中でよくつまずいたり、すべったりしますか	はい	いいえ
体力	5	転ぶことが怖くて外出を控えることがありますか	はい	いいえ
体力	6	この1年間に入院したことがありますか	はい	いいえ
栄養	7	最近食欲はありますか	いいえ	はい
栄養	8	現在、たいていのものはかんで食べられますか（入れ歯を使ってもよい）	いいえ	はい
栄養	9	この6か月間に3kg以上の体重減少がありましたか	はい	いいえ
栄養	10	この6か月間に、以前に比べて体の筋肉や脂肪が落ちてきたと思いますか	はい	いいえ
社会	11	1日中家の外には出ず、家の中ですごすことが多いですか	はい	いいえ
社会	12	普段、2～3日に1回程度は外出しますか（庭先のみやゴミ出し程度の外出は含まない）	いいえ	はい
社会	13	家の中あるいは家の外で、趣味・楽しみ・好きでやっていることがありますか	いいえ	はい
社会	14	親しくお話ができる近所の方はいますか	いいえ	はい
社会	15	近所の人以外で、親しく行き来するような友だち、別居家族または親せきはいますか	いいえ	はい

合計点数

0～1点	フレイルではない
2～3点	フレイル予備軍
4点以上	フレイルと判定

合計点数　　　　点

出典：東京都健康長寿医療センター研究所「簡易フレイル指標（CL15）」

低栄養は血管の病気を引き起こす

栄養状態が悪いと脳卒中や心筋梗塞に

高齢者が亡くなる原因は、大別すると「がん」、「心血管病」（脳卒中や心筋梗塞など）、「その他」（肺炎、事故、老衰など）に分けられます。

この3つの中で栄養状態と深く関係するのが心血管病です。

東京都健康長寿医療センター研究所が65歳以上の高齢者を対象に、栄養指標のBMI、総コレステロール、アルブミン、ヘモグロビンを総合して、対象の高齢者を高栄養グループ、中栄養グループ、低栄養グループに分け、各グループの人の8年後の生存率を追跡調査した結果、心血管病による死亡リスクでは、低栄養グループが明らかに高くなっているのがわかりました。

低栄養が原因で血管壁が弱くなる

なぜ、低栄養だと心血管病になるのでしょうか。それは、血管壁がもろくなるからです。

低栄養になると、血管の材料が不足するほか、ふくらんだり縮んだりする機能がうまく働かなくなってきます。血管自体が弱くなり、血管壁が傷ついて小さな動脈瘤《どうみゃくりゅう》ができます。これが脳の細い血管にできて詰まるのが、「ラクナ脳梗塞」です。低コレステロールなどの低栄養の人、かつ高血圧の人に起こりやすいのが特徴です。

血管の病気というと、動脈硬化でコレステロールなどの脂質が血管内に詰まって起こるものと思うでしょう。これはアテローム血栓性脳梗塞と呼ばれるものですが、高齢者でこのタイプによる脳梗塞は意外と少ないのです。

また、高齢者の心臓病の場合は心不全のことが多いのですが、これも血管が弱くなることから起こります。低栄養で心臓の細い血管のあちこちに梗塞が起こると心筋が弱まり、全身に血液を送るポンプ機能が低下して心不全となるのです。

高齢期は、低栄養が心血管病の原因となることを知っておきましょう。

低栄養の高齢者に起きやすい「ラクナ脳梗塞」

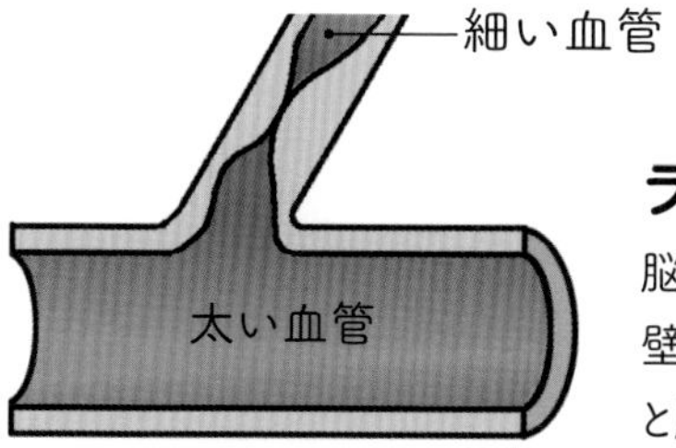

ラクナ脳梗塞

脳の太い血管から分岐する細い血管（穿通《せんつう》枝《し》）の血管壁が傷つき、そこに小さな動脈瘤ができ、それが破裂すると脳出血、詰まると脳梗塞が起こる。

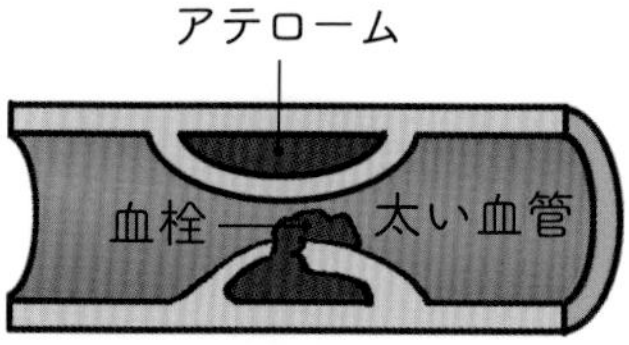

アテローム血栓性脳梗塞

脳の太い血管の動脈硬化が進み、血栓（血のかたまり）が詰まって起こる脳梗塞。コレステロールなどが血管内部に粥状に蓄積していき起こる。

栄養状態の指標となる血液中の3つの成分

総コレステロール

細胞膜の重要な構成成分。肝臓で合成されるものと、食物から摂取されるものとがあり、その値は脂質栄養の状態を示す。

アルブミン

肝臓で合成されるたんぱく質で、血漿中総たんぱくの約6割を占める。その値はたんぱく栄養の状態を示す。

ヘモグロビン

赤血球に含まれている血色素で、酸素と結合する。その値は体内の鉄分量と関係し、貧血の診断にも欠かせない。

低栄養は認知症とも関係!?

認知症の発症のメカニズムはまだ十分に解明されてはいないが、認知機能と栄養状態については関連があることはわかっている。

東京都健康長寿医療センター研究所の調査結果で、栄養状態を測る指標となる血中のたんぱく質の一種であるアルブミン値や総コレステロール値の低い人は、のちに認知機能が低下するケースがみられた。つまり、栄養状態が悪いと、認知症になるリスクが高くなるというわけだ。

もちろん、低栄養だけが認知症の原因というわけではない。ただ、たんぱく質は脳を構成する神経や細胞などの材料であり、コレステロールなどの脂質は血管をしなやかに機能させるのに必要なものなので、これらが体内に不足すると脳の機能にも影響すると考えられる。

また、ビタミンB群や青魚に多く含まれているEPA、DHAの多価不飽和脂肪酸などは、動物実験から認知症の予防効果があるともいわれているが、特定の食べ物や栄養素をとればよいというものではない。低栄養にならないように、いろいろな食べ物をバランスよくとって、さまざまな栄養素を体に取り入れること。そして、できるだけ外に出て人と交流すること。低栄養予防と社会活動が、認知症の予防につながるといえる。

低栄養に早く気づいて改善を

体重の減少は低栄養のサイン

低栄養状態は、年とともに徐々に食事量が減少していくことで進行していくため、自分でも低栄養だと気づいていない人がほとんどです。

低栄養かどうかの簡単なセルフチェック法の一つにBMI（P9参照）があります。BMI20以下は、低栄養による「やせ」の疑いがあります。若いときからやせているならさほど問題はありませんが、年齢とともにやせてきている人は要注意。また、BMIが死亡リスクの少ない20以上28未満の範囲（P9参照）であっても、**半年で体重が2〜3kg減少した場合は、低栄養や病気の可能性があります。**

なお、P21のチェック項目は、低栄養につながるリスクです。体重は健康のバロメーター。低栄養を防ぐためにも、毎日、体重測定をして記録し、体重を減少させない食生活を心がけることが大切です。

栄養状態を反映するFFMI

栄養状態を反映する指標として、FFMI（除脂肪量指数）があります。体重から体脂肪を除いた骨や筋肉、臓器などの体組織の重さの指標です。骨や臓器の重さはあまり個人差がないので、筋肉量がどれだけあるかがわかります。

つまり、**FFMIが小さいほど筋肉量が少なく、低体重によるやせのリスクが高くなります。**FFMIは、体脂肪率がわかれば算出できます（左記参照）。体脂肪計つきの体重計があれば算出できるので、チェックしてみましょう。

FFMIの求め方

FFMI＝
除脂肪量（kg）÷
身長（m）÷身長（m）

→ **体重（kg）×（1－体脂肪率（%））**

例）身長165cm、体重60kg、
体脂肪率16％の人の場合
60×（1－0.16）÷1.65÷1.65＝18.51

筋肉量を確保するための目標値

男性 FFMI 16以上
女性 FFMI 14以上

低栄養チェック

次の質問に対して、「はい」または「いいえ」に○をつけ、
色がついた枠の○を1つ1点として、合計点数を算出してください。

栄養関連信念（認識）	1	健康のためによいといわれている食品を取り入れていますか	いいえ	はい
	2	栄養や食事について関心を持っていますか	いいえ	はい
	3	健康や栄養のことに関して、家族や親せき、友人、近所の人などと話をしますか	いいえ	はい
	4	規則的な生活を心がけていますか	いいえ	はい
	5	よく体を動かし、食事の量とのバランスをとるようにしていますか	いいえ	はい
食事状況	6	主食（ごはんなど）を食べる量が少なくなってきていますか	はい	いいえ
	7	主菜（肉、魚などのおかず）を食べる量が少なくなってきていますか	はい	いいえ
	8	食べる意欲が少なくなってきたと感じますか	はい	いいえ
身体状況	9	日常的に体を動かさなくなってきましたか	はい	いいえ
	10	昨年と比べて、外出する機会が減っていますか	はい	いいえ
	11	この6か月間に、以前に比べて体の筋肉や脂肪が落ちてきたと思いますか	はい	いいえ
食関連QOL	12	毎日の食事はおいしいと思いますか	いいえ	はい
	13	毎日の食事の時間が楽しいですか	いいえ	はい

合計点数

3点以上
低栄養につながるリスク大で要注意

合計点数　　　　**点**

出典：東京都健康長寿医療センター研究所
一般財団法人糧食研究会

体に必要な栄養をとろう

栄養バランスのよい食事で高齢期は「やせ」を防ぐ

私たちの体をつくり、健康維持に必要な栄養素は、炭水化物、脂質、たんぱく質、ビタミン、ミネラルの5種類の栄養素。これらを毎日の食事で過不足なく、バランスよくとるようにしましょう。

体に必要な栄養素は、いろいろな食品にさまざまな形で含まれていて、相互に関わり合って作用しています。巷では、健康や老化予防によい食べ物が紹介されていますが、「○○だけ食べていればよい」というわけではありません。**各栄養素の働きをスムーズにするためにも、いろいろな種類の食品を食べ合わせることが大切です。**なお、中年期のバランスのよい食事は、太ることを防ぐためにエネルギーや脂質を控えて、野菜を積極的にとることがポイントでした。しかし**高齢期は、やせることを防ぐために、エネルギーやたんぱく質を積極的にとり、脂質もあまり制限しないような食事を心がけることがポイントになります。**

欠食をすると1日に必要な栄養がとりにくい

栄養バランスのとれた食事をするには、1日3食、規則正しくとることが大切です。高齢になると、あまり体を動かさないので食欲が低下し、1日2食しか食べられないという人もいるでしょう。

しかし、**食事回数が減ると、当然食べる食品の数が減るので、1日に必要な栄養をとることができません。**結果、食事の量も減るため、体重減少につながります。

高齢期の低栄養を防ぐには、1日3食を基本に、食事をしっかりとることが、とても重要です。

そのためには、決まった時間に起床・就寝すること。規則正しい生活を心がけると、1日3食の食事のリズムも整います。そして、できる範囲でかまわないので運動する習慣をつけましょう。毎日、決まった時間にラジオ体操をしたり、30分くらい散歩したりすると、エネルギーが消費されるので食欲も出てきます。

体に必要な5大栄養素

炭水化物

➡とり方はP40

体のエネルギー源。炭水化物は、大きく分けると、糖質と食物繊維に分けられる。糖質はブドウ糖に分解されて、体温や活動のためのエネルギー源となる。

＜多く含まれるもの＞
ごはん、パン、
めん類、
いも類、
果物、
砂糖など

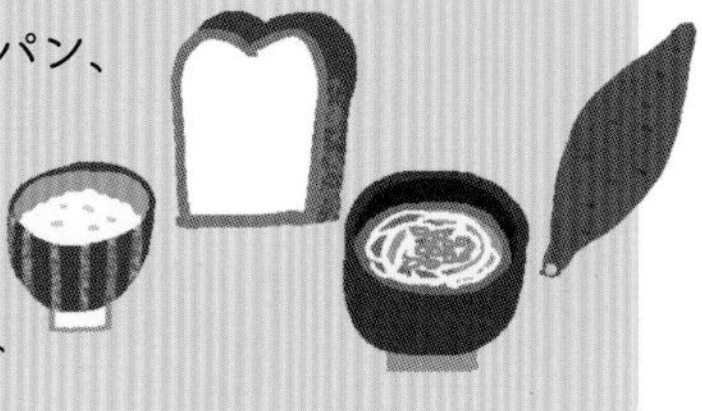

脂質

➡とり方はP38

効率のよいエネルギー源。グラム当たりでは糖質やたんぱく質の2倍以上のエネルギーを体内で生じる。また、細胞膜やホルモンなどの材料にもなる。

＜多く含まれるもの＞
肉、魚、
大豆、
ナッツ類、
油脂など

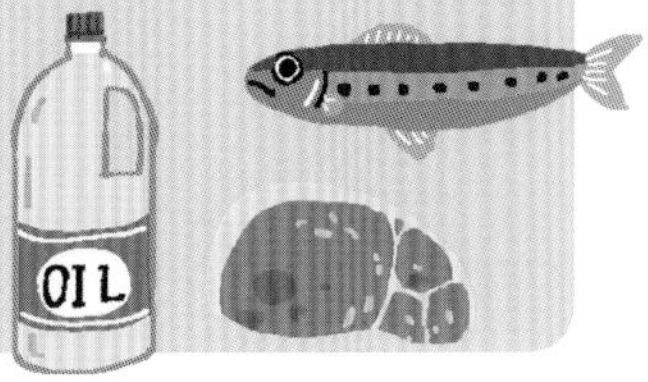

たんぱく質

➡とり方はP34

皮膚、臓器、筋肉など、体を構成するすべての細胞の主成分で、血液や免疫抗体などの材料としても不可欠。体内でアミノ酸に分解、合成されて利用されている。

＜多く含まれるもの＞
肉、魚、卵、大豆製品、
牛乳・乳製品など

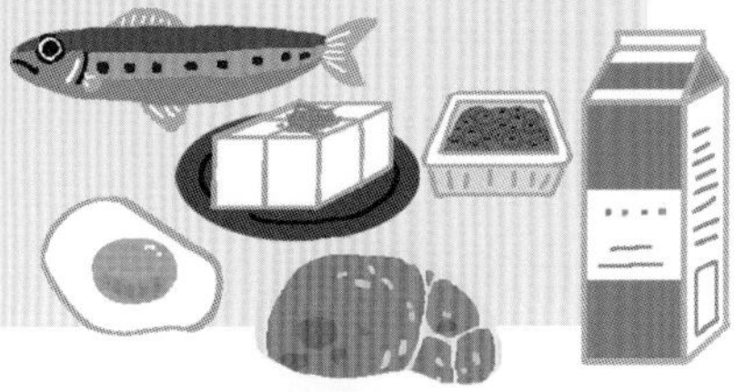

ビタミン

➡とり方はP42

たんぱく質、糖質、脂質の栄養素を体内で代謝し利用するために必要な栄養素で、体の機能を保つために不可欠。エネルギー代謝を助けて新陳代謝を促す。

＜多く含まれるもの＞
野菜、果物、
きのこ類、魚、肉、
大豆製品、乳製品など

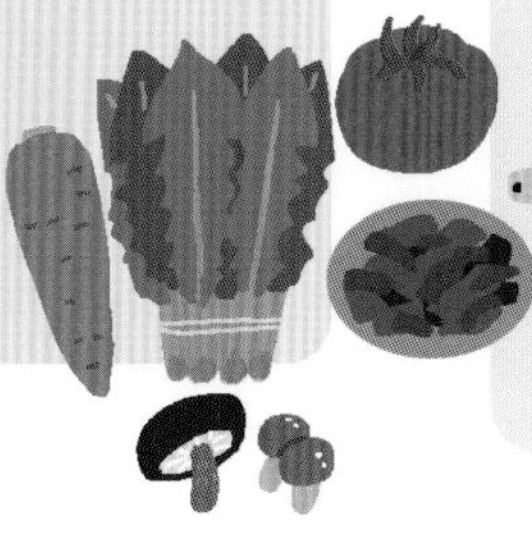

ミネラル

➡とり方はP42

体の機能を調節する働きがある栄養素だが、体内で合成されないので、食品から摂取する必要がある。また、たんぱく質や脂質とともに、体を構成する材料にもなる。

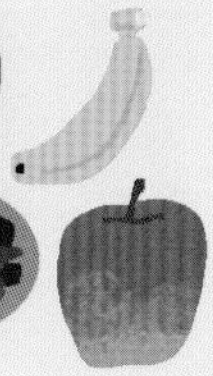

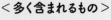

＜多く含まれるもの＞
野菜、果物、
牛乳・乳製品、
魚、海藻類、
大豆製品、レバーなど

たんぱく質不足の「かくれ低栄養」に注意

やせていないのに低栄養に陥っている場合も

低栄養はやせている人に多いですが、見た目の体型が健康そうな人でも低栄養になっている場合があります。**ＢＭＩは「普通」の範囲なのに、血液検査をするとたんぱく質の一種であるアルブミン値が低く、低栄養状態にあると指摘されることがあるのです。これは「かくれ低栄養」と呼ばれるもので、高齢者に多くみられます。**

かくれ低栄養になってしまう大きな原因は、動物性たんぱく質の摂取量が少ないことにあります。肉や魚、卵、牛乳といった食品をあまり食べないと、低栄養に陥ってしまうのです。さらに、普通は食事量が少なくなって摂取エネルギー量が減少するとやせてきますが、高齢になって消費エネルギー量も少なくなると、やせないことも多いのです。このように**低栄養と運動不足がワンセットになっていることが、かくれ低栄養の特徴です。**

高齢期はたんぱく質をしっかりとることが大切

かくれ低栄養がやっかいなのは、見た目からは低栄養かどうかはわからず、本人や家族もなかなか気づけないことです。その結果、低栄養状態が長期にわたって続いてしまい、筋肉量が減ってフレイル（Ｐ15参照）から要介護状態になるリスクが高まります。

さまざまな栄養をバランスよくとることはもちろんですが、**高齢期は特にたんぱく質を意識してとることが重要です。**それには、1日の3食の食事の中で、必ず肉や魚を使った料理、卵料理を1回は登場させるようにしましょう。何をどのくらい食べればよいかはＰａｒｔ２（Ｐ34参照）で紹介しています。

また、健診などの血液検査の総コレステロールやアルブミン、ヘモグロビンの値も要チェックです。注目するのはそれぞれの下限値。もし下限ギリギリなら要注意。明らかに下回っている場合は、低栄養もしくは病気がかくれている可能性があります。

たんぱく質不足の食生活をしていると……

体を構成する主原料が不足するために、体の機能にさまざまな障害が生じます。

筋肉量が低下

骨がもろくなる

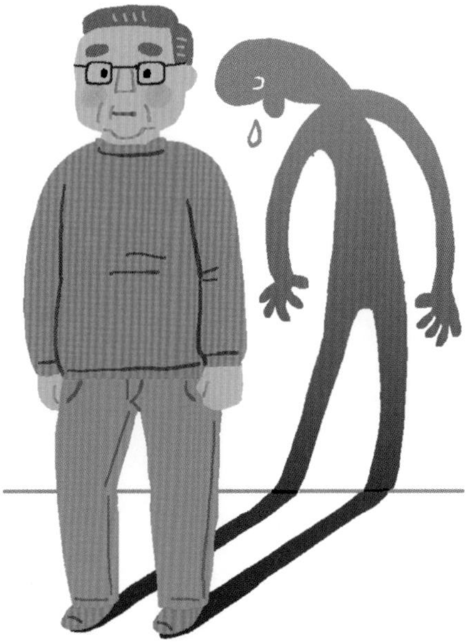

思考力や記憶力が低下

病気に対する免疫力が低下

！ 高齢期は、積極的にたんぱく質をとる食事を心がけることが、健康寿命をのばすことにもつながります！

高齢期、筋肉をつくるには多くのたんぱく質摂取が必要

若い人は、10ｇのたんぱく質を摂取しただけで、筋たんぱく質（筋肉を構成するたんぱく質）の合成量が100％近く増加するが、高齢期になると、10ｇを摂取しただけでは半分の50％も増加しない。筋たんぱく質の合成量を100％に近くするには、若い人の倍の20ｇの摂取が必要になる。

〈若年者と高齢者のたんぱく質摂取量と筋たんぱく質合成量（MPS）との関係〉

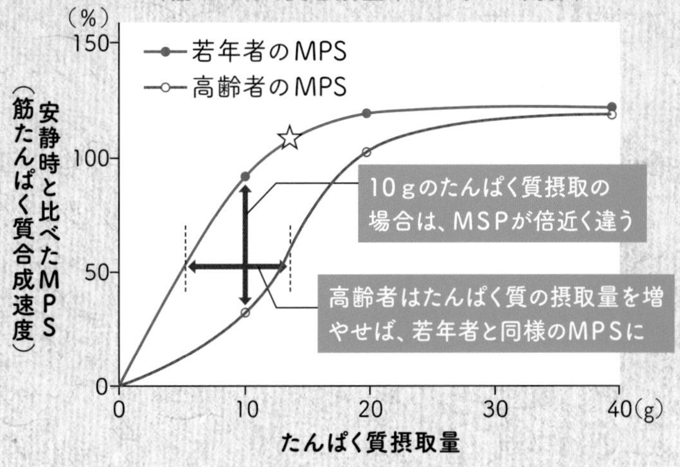

出典:Breen L and Phillips SM.　Nutr Metab. 2011;8:68.

健康長寿のための12か条

高齢期からでも遅くありません。以下の12項目を参考に生活習慣を改善しましょう。

1 食生活
いろいろ食べて、**やせと栄養不足を防ごう**！

2 お口の健康
口の健康を守り、**かむ力を維持**しよう！

3 体力・身体活動
筋力＋歩行力で、生活体力をキープしよう！

4 社会参加
外出・交流・活動で、人やまちとつながろう！

5 こころ（心理）
目指そう**ウェル・ビーイング**※。百寿者の心に学ぼう！

6 事故予防
年を重ねるほど増える、**家庭内事故を防ごう**！

7 健康食品やサプリメント
正しい**利用の目安を知ろう**！

8 地域力
広げよう地域の輪。地域力でみんな元気に！

9 フレイル
「栄養・体力・社会参加」3本の矢で、フレイルを防ごう！

10 認知症
よく食べ、よく歩き、よくしゃべり、認知症を防ごう！

11 生活習慣病
高齢期の**持病を適切にコントロール**する知識を持とう！

12 介護・終末期
事前の備えで、**最期まで自分らしく**暮らそう！

※肉体的、精神的、社会的に満たされている幸福な状態。

出典：東京都健康長寿医療センター研究所『健康長寿新ガイドライン　エビデンスブック』（社会保険出版社）より作成

Part 2

低栄養にならない「食べ方」

低栄養から要介護状態になるのを防ぐには
普段から、栄養バランスのとれた食事を必要量食べることが大切です。
そのために、「何をどう食べればよいのか」を具体的に紹介します。

毎日、さまざまな食品をとろう

高齢期の食事のポイントは 多様な食品から栄養素をとること

低栄養になりがちな高齢期は、さまざまな食品をバランスよく食べて、体に必要な栄養素をとることが大切です。

そうはいっても、何をどう食べればよいのか、わからない人も多いでしょう。

そこで、**指標となるのが、東京都健康長寿医療センター研究所が開発したＤＶＳ（食品摂取の多様性スコア）を構成する「10の食品群」（Ｐ29参照）です。**

毎日、**この10の食品群を食べることで、自然と多様な食品から、さまざまな種類の栄養素をバランスよくとることができます。**

10の食品群を意識して 食事をすることから始めよう

10の食品群は、私たちが日常で口にするおかずの代表的な食品です。特別なものはありません。

まずは、10の食品群のうち、食べた量を問わず1つでも食べたら1点として1日何点になるかを出してみましょう。これがＤＶＳ値になります。

できれば、1日10の食品群をすべてとる10点満点が理想的ですが、最初から「毎日10点をとらないといけない」と意気込む必要はありません。重要なのは、できるだけ多くの食品群をとる食生活を心がけることです。これを意識するだけでも、これまでの食生活が改善され、低栄養を防ぐことにつながります。

高齢期を元気にすごすための目安は 1日ＤＶＳ7点以上

ＤＶＳを用いた研究では、得点が高い人、つまりさまざまな種類の食品を食べている人ほど、筋肉量が多いうえ、握力も強く、歩行速度も速いなど、身体機能が高いことが示されました。

健康維持はもちろんのこと、**健康寿命をのばすためにも、ＤＶＳ値は高いほうがよいのですが、具体的には1日7食品群をとる、ＤＶＳ7点以上を目指しましょう。**

1日10の食品群をとろう

以下の1つの食品群を食べたら１点として、１日の合計点を出します。
10の食品群は「さあ、にぎやか（に）いただく※」と覚えると簡単です。

さ 魚（魚介類）

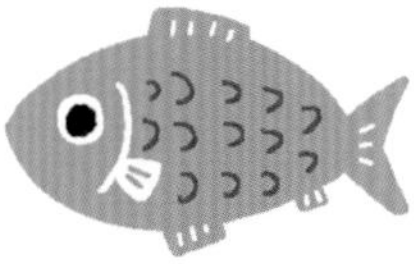

あ あぶら（油脂）

サラダ油、
オリーブ油、
バターなど

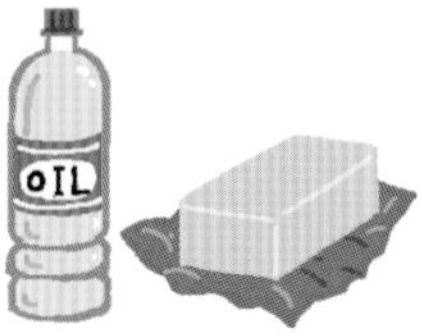

に 肉類

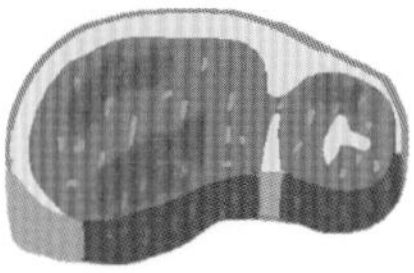

ぎ 牛乳・乳製品

牛乳、
ヨーグルト、
チーズなど

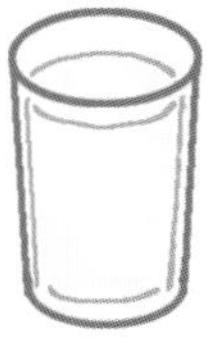

や 野菜（緑黄色野菜）

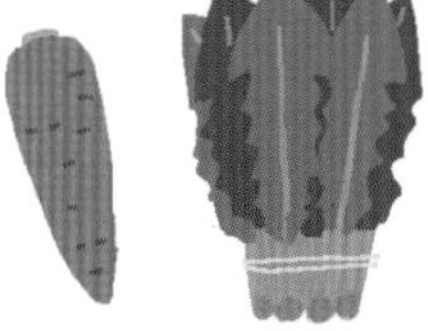

か 海藻類

わかめ、
ひじき、
もずくなど

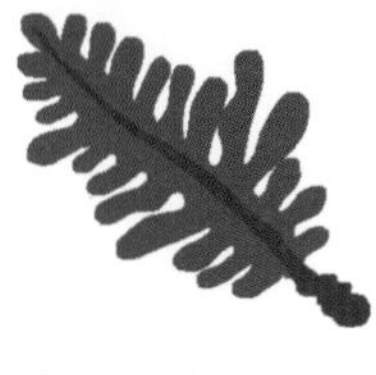

い いも類

さつまいも、
じゃがいも、
里いもなど

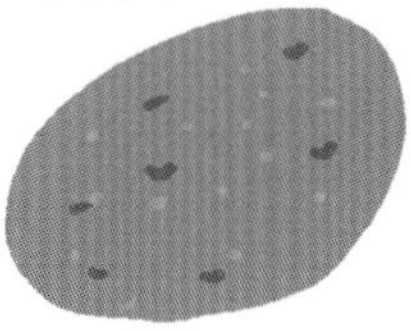

た 卵

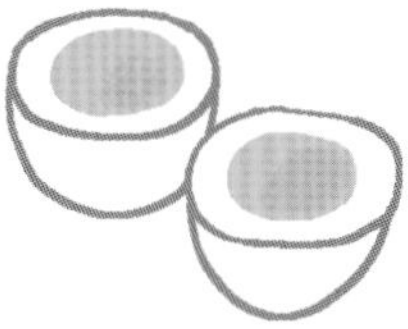

だ 大豆・大豆製品

大豆、豆腐、
納豆、
豆乳など

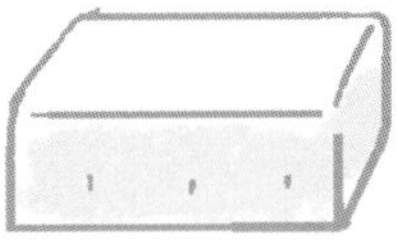

く 果物

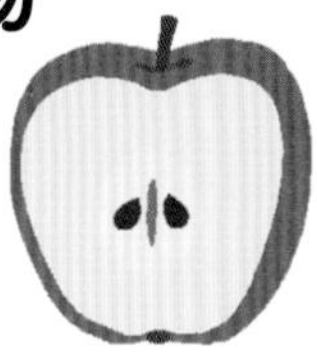

さあ、にぎやかに
いただく

1日7点
以上を
目指す！

※「さあ、にぎやか（に）いただく」は、東京都健康長寿医療センター研究所が開発した食品摂取の多様性スコアを構成する10の食品群の頭文字をとったもので、ロコモチャレンジ！推進協議会が考案した合言葉です。

自分の食事内容を「見える化」する

毎日の食事をチェックすると何が不足しているか見えてくる

自分では、いろいろなものを食べているつもりでも、意外と偏った食事をしているかもしれません。自分の食生活の傾向を把握するには、ＤＶＳ（食品摂取の多様性スコア・Ｐ28参照）を用いるとよいでしょう。

それには、**Ｐ31のチェックシートを用いて、毎日、10の食品群の中で、食べた食品群をチェックしていきます。**１週間ほど続けると、いつも食べる食品群、ときどき食べる食品群、全く食べない食品群が見えてきます。結果、**自分の食生活には何が不足していて、何を食べればよいのかが、わかってきます。**

まずは食べる量よりもいろいろなものを食べること

最初は食べた量にかかわらず、その食品群を食べたかどうかでマルをつけましょう。細切りのピーマンをひと口だけ食べたというのは、さすがに緑黄色野菜としてカウントできませんが、例えば野菜炒めの中に肉が入っていてそれを食べたのなら、肉にマルをつけてＤＶＳ１点としてかまいません。**まずは、いろいろな食品群を食べることを習慣にすることが重要。**それに慣れてきたら、次は量にも気を配るようにしましょう。

栄養バランスのよい食事へのステップ

❶ 1日10の食品群を意識してとるようにする。

❷ 食べた食品群を記録することを1週間続ける。

❸ 1週間のチェックシート（P31参照）から、どの食品群が足りていないかを見る。

❹ 1日7点以上がクリアできたら、1日10点を目指す。

❺ 何をどれだけ食べればよいのか（P34～49参照）を考えて、必要量を摂取する。

10の食品群のチェックシート

食べたら〇《マル》をつけて、１日の食事のバランスをチェックしましょう。

	月	火	水	木	金	土	日
肉類							
魚介類							
卵							
大豆・大豆製品							
牛乳・乳製品							
緑黄色野菜							
海藻類							
いも類							
果物							
油脂							

栄養素密度が高い食事のメリット

栄養素は単独だとスムーズに働かない

高齢期は食事量が減って低栄養に陥りやすいですが、食べる量は少なくても、さまざまな食品をまんべんなく食べていると健康が維持できるといいます。

例えば、肉には体を動かすエネルギー源となり、体をつくる材料になる働きを持つたんぱく質が多く含まれています。しかし、その働きをスムーズに行うためには、ビタミンB_6や亜鉛などのビタミン、ミネラルが必要になります。

栄養素は相互に関わり合って作用しているため、いろいろな種類の食品を組み合わせて食べることが大切です。こうした食事は、粗食に対して「多様食」といいます。 高齢期の食事は、多様食でさまざまな栄養素をとることが求められます。

栄養素密度が高いほどサルコペニアやフレイルの予防に

多様食だと、DVS（P28参照）の点数は高くなります。DVSの点数の高い食事は、食事量や総エネルギー量はあまり増えないのに、たんぱく質や脂質、ビタミンやミネラル、それに食物繊維の摂取量はかなり増えることがわかっています。一方、炭水化物の摂取量は減少するようです。つまり食事量や総エネルギー量が同じであっても、炭水化物を除くさまざまな栄養素がグンと増えた、いわゆる「栄養素密度」が高い食事になるというわけです。

高齢期は、食事量の減少からたんぱく質不足になることで筋肉量が減ってサルコペニア（P16参照）からフレイル（P14参照）に進行し、やがて要介護状態になることが少なくありません。

しかし、**多様食で栄養素密度の高い食事を続けていれば、筋肉量の減少を抑えられ、サルコペニアやフレイルを防ぐことにつながります。**

現在、DVSを用いた研究がいろいろされていますが、だいたいDVS7点以上なら認知症、サルコペニア、フレイルになることも少ないのではないかと考えられています。

DVS（食品摂取の多様性スコア）の特徴

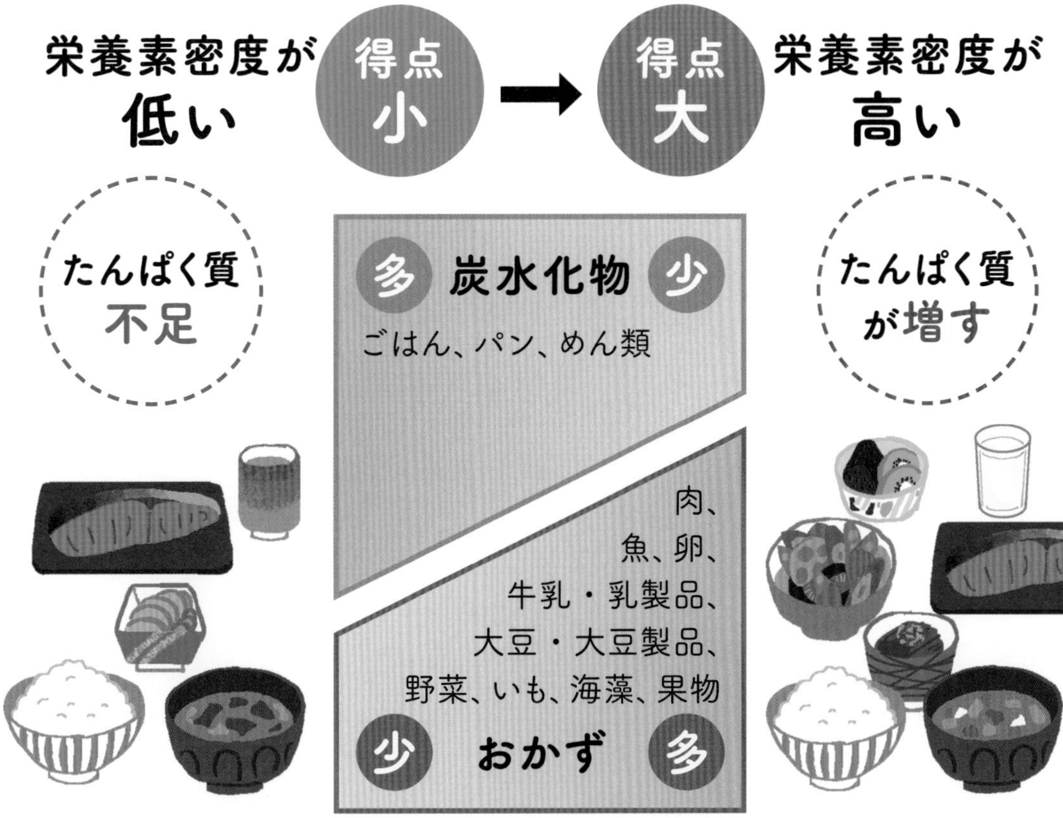

出典：東京都健康長寿医療センター研究所資料（2012年・同研究所の健診参加者180名が対象の調査）より作成

いろいろな食品をとって栄養素密度を高くするには、「おかず多めで主食は少なめ」にするのがおすすめ！

多様な食事をとっている高齢者ほど元気に生活できる機能が維持されている

高齢者を5年間追跡調査し、DVSの点数と、買い物や遠出ができるといった生活機能の変化を見たところ、点数が低くなるほど、生活機能が低下する危険度が高いことがわかった。このことから、粗食はフレイルになる危険度が高いといえよう。

〈DVS値と生活機能〉

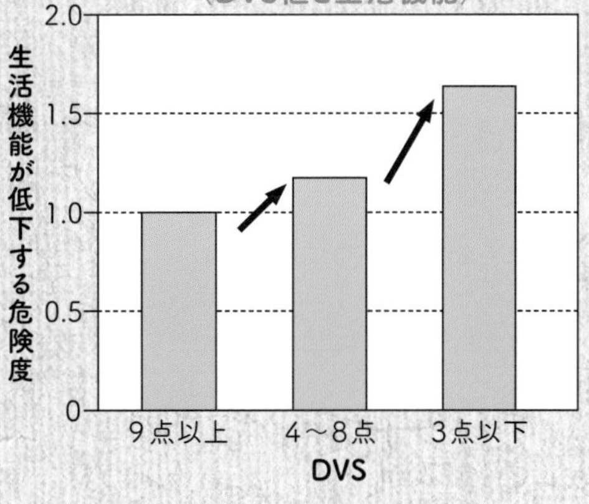

出典：熊谷修ほか.日本公衆衛生雑誌 2003;50(12):1117-1124.

たんぱく質のとり方

肉、魚、大豆製品は手のひらにのる量をとる

　たんぱく質は、私たちの体を構成する細胞、筋肉、臓器、血液、骨などの主原料となる栄養素で、エネルギー源の役割も担っています。不足すると体全体の機能が低下するのはもちろん、筋肉量が減ってサルコペニア（P16参照）から要介護状態になるリスクが高くなります。
　それを防ぐためにも、高齢期はより意識してたんぱく質が多く含まれている食品（下記参照）を積極的にとる必要があります。
　65歳以上の場合、1日にとりたいたんぱく質の量は、男性で60g、女性で50gです。そういわれてもピンとこないかもしれません。具体的には次のようにとるとよいでしょう。
　まず、1日に「肉」「魚」「大豆・大豆製品」は、1対1対1の割合で摂取するようにします。自分の片手のひらに収まる量を目安として、1日にそれぞれ1個分をとりましょう。肉は70g、魚は70g、木綿豆腐なら100～150g（納豆なら1パック40g）程度になります。それに加えて、1日に卵1個、牛乳コップ1杯（200㎖）、ヨーグルト1カップ（約130g）またはチーズ1切れ（約25g）をとるようにします。
　これで、1日に必要なたんぱく質がとれます。

動物性たんぱく質

- **肉類**（牛肉、豚肉、鶏肉など）
- **魚介類**（いわし、あじ、さけ、えび、たこなど）
- **卵**
- **牛乳・乳製品**（ヨーグルト、チーズ）

植物性たんぱく質

- **大豆、大豆製品**（豆腐、納豆など）
- **野菜**（ブロッコリー、アスパラガス、アボカド、とうもろこし、枝豆など）

動物性たんぱく質と植物性たんぱく質をバランスよくとることが大切

1日にとりたい「たんぱく質」の目安量

たんぱく質が多く含まれる主な食品

肉
豚ロース肉
70g
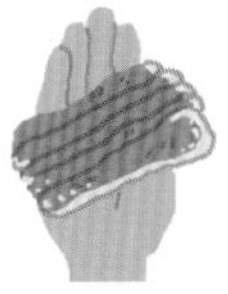
たんぱく質含有量
約**13**g

魚
さけ
70g
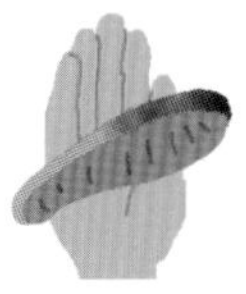
たんぱく質含有量
約**16**g

大豆・大豆製品
絹ごし豆腐
100g（1/3丁）
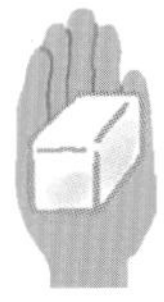
たんぱく質含有量
約**5**g

牛乳・乳製品
牛乳
200mℓ
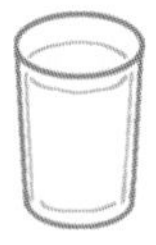
たんぱく質含有量
約**7**g

卵
1個
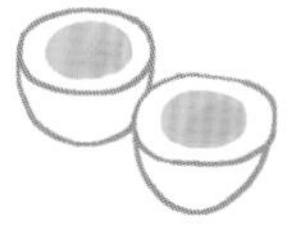
たんぱく質含有量
約**6**g

目安は片手のひらにのるくらい

上手に組み合わせて1日の必要量をとろう！

男性60g／女性50g

たんぱく質の量を知っておこう

肉	魚	大豆・大豆製品	牛乳・乳製品	卵
牛もも肉（赤肉）100g **21.2g**	さけ100g **22.3g**	黄大豆（ゆで）50g **7.4g**	牛乳200g **6.6g**	卵1個 **約6g** 卵は、1日2～3個食べてもコレステロールは上がらないので、あまり極端な制限をする必要はない。
牛サーロイン（脂身つき）100g **17.4g**	ぶり100g **21.4g**	納豆（1パック40g） **6.6g**	ヨーグルト200g **3.3g**	
豚ロース肉（脂身つき）100g **18.3g**	いわし100g **19.2g**	木綿豆腐100g **7.0g**	プロセスチーズ（1個25g） 約**5.7g**	
豚ばら肉（脂身つき）100g **13.4g**	むろあじ100g **23.6g**	厚揚げ100g **10.7g**		
豚ひき肉100g **17.7g**	さば100g **20.6g**			
鶏むね肉（皮つき）100g **19.5g**	まぐろ100g **24.8g**			
鶏もも肉（皮つき）100g **17.3g**	はんぺん大1枚（100g） **9.9g**			

出典：女子栄養大学出版部『食品成分表2022（八訂）』より作成
（アミノ酸組成によるたんぱく質ではなく、七訂のエネルギーの算出方法に基づく成分）

肉と魚をバランスよく食べることが大切

ヒトのたんぱく質を構成するのは20種類のアミノ酸で、アミノ酸の種類や量、組み合わせで体内での働きも変わってきます。ただし、20種類のアミノ酸のうち、必須アミノ酸と呼ばれる9種類は、ヒトの体内でつくることができないため、食事から摂取する必要があります。

肉や魚などの動物性たんぱく質には、この必須アミノ酸が多く含まれ、かつ吸収率も高いのが特徴です。

同じ良質なたんぱく質なら、肉と魚、食べやすい好きなほうを食べればよいのではないかと思う人もいるかもしれませんが、1日の食事の中で、肉と魚は1対1の割合でとるようにしましょう。

なぜなら、肉と魚に含まれる栄養素は、たんぱく質だけでなく、それぞれ体によい違ったものが含まれているからです。

肉には、血液中のヘモグロビンの成分となるヘム鉄という鉄分が多く含まれています。このほか、トリプトファンという必須アミノ酸も豊富に含まれていて、脳の神経伝達物質の一つで精神を安定させるセロトニンの材料になります。肉は、筋肉の減少を防ぐほか、貧血やうつの予防も期待されます。

また、魚に含まれるＥＰＡ（エイコサペンタエン酸）、ＤＨＡ（ドコサヘキサエン酸）の油には、血栓（血のかたまり）をできにくくしたり、コレステロールや血圧の上昇を抑えたりする作用があります。

さまざまな栄養素をとるためには、肉と魚の両方をバランスよくとることが大切です。

高齢になると、歯が悪くなったり、かむ力が衰えたりして肉を敬遠する人が少なくありませんが、魚だけに偏らないよう、1日1食は肉のおかずを食べましょう。ステーキ肉だとかみ切れないという人は、ひき肉料理がおすすめです。また、肉も特定のものに偏らず、牛肉、豚肉、鶏肉とさまざまな肉の種類や部位を食べるようにしましょう。

高齢期は肉不足になりがちなので注意

1日の食品群別摂取量（単位g／1人当たりの中央値）

	40～49歳	50～59歳	60～69歳	70～79歳	80歳以上
魚介類	24.7	45.0	65.0	76.6	68.5
肉類	118.8	93.4	81.5	68.9	50.0

高齢期は、中年期よりも肉の摂取量が少ない

出典：厚生労働省「国民健康・栄養調査」（令和元年）

たんぱく質を上手にとるポイント

肉と魚は 1:1の割合でとる

体をつくるもととなる、動物性たんぱく質をとることは大切。魚だけに偏らず、肉と魚は1対1の割合でとるようにしよう。1日3食の中で、肉と魚のおかずを1回ずつ登場させると、バランスよくとることができる。

ひき肉料理なら 食べやすい

かむ力が弱く、肉がかみ切れない人は、ひき肉や薄切り肉を使って料理をすると、食べやすくなる。肉は食べづらいからと敬遠せずに、ほかの食材と合わせるなど、料理で工夫してとろう。

卵は いろいろな料理に活用

卵は、生でも卵かけごはんとして簡単に食べられるほか、ゆで卵や目玉焼きなど簡単な調理でもおいしく食べられる。さまざまな料理で、1日1個は食べるようにしよう。

牛乳を毎日 コップ1杯はとる

牛乳は、飲むだけで簡単にたんぱく質がとれる。毎日コップ1杯（200㎖）の牛乳を飲む習慣をつけるとよい。なお、牛乳が苦手な人は、みそ汁に入れたり、料理に入れたりすると、おいしくとることができる。

ビタミンB_6と 一緒にとると効果的

ビタミンB_6には、たんぱく質を構成しているアミノ酸の代謝を助ける働きがあり、筋肉や血液、ホルモンをつくるのに欠かせない。たんぱく質を多く含む食品を食べるときは、にんにく、唐辛子などビタミンB_6が多く含まれるものを調理にプラスするとよいだろう。

1日1回は 納豆やみその発酵食品を

納豆は、高たんぱくなうえ、そのままでも手軽に食べられるので便利。野菜やしらす、海藻やたくあんなどをプラスすると、立派なおかずにもなる。

また、みそもたんぱく質が豊富。1杯のみそ汁には1.5gほどのたんぱく質を含んでいる。野菜、海藻、いも類などの具材をたくさん入れることで、栄養価もアップする。

脂質のとり方

高齢期、脂質は極端に制限しないことが大切

脂質は、とかく悪者扱いされがちですが、効率のよいエネルギー源であり、細胞膜やホルモンをつくる材料として不可欠な栄養素です。

脂質のとりすぎは、肥満はもとより動脈硬化の原因になるので、中年期は摂取量に注意が必要でした。そのため、高齢期においても脂質をあまりとらないようにしている人は多いかもしれません。

でも、食事量が減少しがちな**高齢期に、脂質の摂取を必要以上に控えてしまうと、エネルギー不足になり、体の機能がうまく働かなくなります。体に必要な量はしっかりとりましょう。**

1日にとりたい脂質の量は、大さじ1杯（15ｇ）程度です。

さまざまな種類のあぶらを食品や油からバランスよくとる

脂質には、飽和脂肪酸と不飽和脂肪酸の2種類があります（Ｐ39参照）。

飽和脂肪酸は、バターやラードといった動物性脂肪に多く含まれています。脂質で悪者扱いされがちなのが、この飽和脂肪酸で、とりすぎは糖尿病や脂質異常症などの生活習慣病の原因になります。

一方、不飽和脂肪酸は、さらに一価不飽和脂肪酸と多価不飽和脂肪酸に分けられます。一価不飽和脂肪酸のオリーブ油などに多く含まれるオレイン酸には、悪玉のＬＤＬコレステロールを減らす作用があるといわれています。また、多価不飽和脂肪酸の中でも、とりわけいわしやさんまなどの青魚に含まれるＥＰＡやＤＨＡには、中性脂肪を減らして善玉のＨＤＬコレステロールを増やす作用が期待できます。

こう見ると、肉やバターなどの動物性脂肪はとらずに、オリーブ油や青魚だけを食べたほうがよいと思うかもしれません。

でも、私たちの体に全く必要のないあぶらの種類はありません。**魚やオリーブ油だけでなく、サラダ油やバター、肉の動物性脂肪なども、毎日の食事でバランスよくとるようにしましょう。**

1日にとりたい「脂質」の目安量

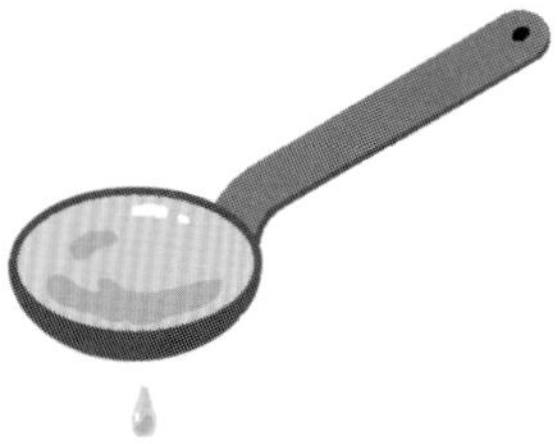

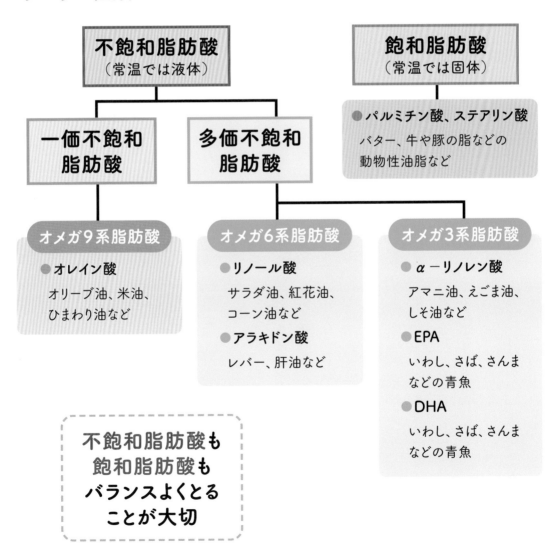

大さじ1杯（15g）程度

1日の調理で、大さじ1杯程度の油を使うのを目安にするとよい。

ビタミンA、D、E、Kなどの脂溶性ビタミンは、油と一緒にとると、体内に吸収されやすい。こうしたビタミンが多い野菜、きのこ類などと油の相性はよいので、おいしく調理して食べよう。

あぶらの種類

不飽和脂肪酸（常温では液体）

- **一価不飽和脂肪酸**
  - **オメガ9系脂肪酸**
    - **オレイン酸**
      オリーブ油、米油、ひまわり油など
- **多価不飽和脂肪酸**
  - **オメガ6系脂肪酸**
    - **リノール酸**
      サラダ油、紅花油、コーン油など
    - **アラキドン酸**
      レバー、肝油など
  - **オメガ3系脂肪酸**
    - **α－リノレン酸**
      アマニ油、えごま油、しそ油など
    - **EPA**
      いわし、さば、さんまなどの青魚
    - **DHA**
      いわし、さば、さんまなどの青魚

飽和脂肪酸（常温では固体）

- **パルミチン酸、ステアリン酸**
  バター、牛や豚の脂などの動物性油脂など

不飽和脂肪酸も飽和脂肪酸もバランスよくとることが大切

炭水化物のとり方

糖質制限のしすぎはエネルギー不足を招く

ごはんやパン、めん類などに多く含まれる炭水化物は、体内で即エネルギー源となる「糖質」と、体内で吸収されにくい「食物繊維」に分けられます。

糖質は体内でブドウ糖になり、脳や神経組織、筋肉などのエネルギー源として使われます。また、食物繊維は、体内の余分な老廃物を吸着して排泄させる働きがあり、一部は大腸で発酵分解されてエネルギーにもなります。

低栄養の高齢者の食事を見ると、主食のごはんは多く食べていても、おかずの量が少ないケースが少なくありません。

一方で、最近の糖質制限の風潮から、ごはんなどの主食を食べないほうが体によいと思っている人もいます。でも、極端に糖質を制限すると、エネルギー不足になって疲労感が生じるほか、体は筋肉などのたんぱく質からエネルギー源を求めるため、体の筋肉量が減少していきます。

そればかりではありません。ごはんやパンなどに含まれるビタミンB群、葉酸、鉄など、体の機能をサポートする栄養素が不足するので、スムーズに体の機能が働かず、体調が悪くなったりします。食物繊維の不足から、便秘にもなりがちです。

高齢期に、誤った糖質制限をするのは、低栄養につながるのでやめましょう。

ごはんなら毎食、茶碗1杯が適量

食事は、主食＋おかずが基本。1日に10の食品群（P29参照）と、主食である炭水化物をしっかりとることが大切です。

具体的には、1日3食、茶碗1杯分のごはんと、主菜、副菜を一緒にとりましょう。もちろん、3食ごはんではなく、パンやめん類（うどん、そば、スパゲティなど）に置き換えてもかまいません。その場合は、食パン（6枚切り）なら1枚、めん類なら1玉にします。

なお、ごはんはパンよりアミノ酸が豊富で、和洋中のどんなおかずとも相性抜群なのでおすすめです。

1日にとりたい「炭水化物」の目安量

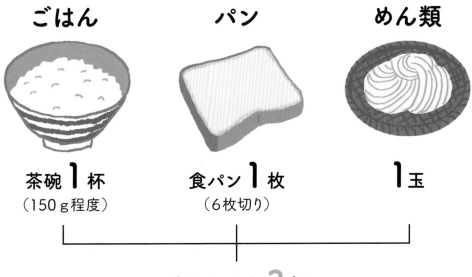

ごはん

茶碗**1**杯
（150g程度）

パン

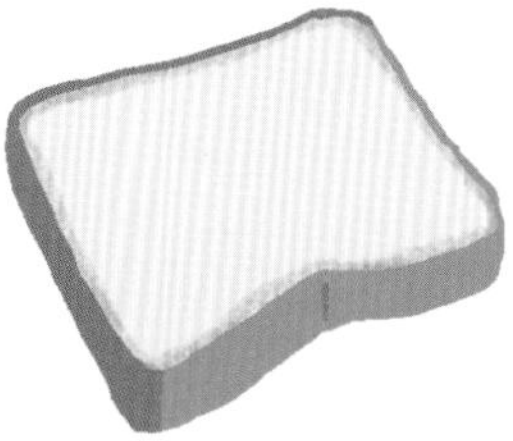

食パン**1**枚
（6枚切り）

めん類

1玉

ごはんなら3杯

ごはん1杯＋パン1枚＋うどん1玉など、
組み合わせると摂取しやすい

ビタミンB_1を含む食材と一緒にとる

ビタミンB_1は、糖質をエネルギーに変えるために必要な栄養素。ビタミンB_1は、肉や魚、大豆製品やきのこ類に多く含まれているので、ごはんやパン、めん類などの主食を食べるときは、これらのおかずと一緒に食べよう。エネルギーが効率的に使われるほか、栄養バランスもよくなる。

炭水化物を多く含む食品（100g中の含有量）

コーンフレーク（**83.6**g）
もち（**50.8**g）
精白米（**37.1**g）
マカロニ・スパゲティ／ゆで（**32.2**g）
中華めん／ゆで（**29.2**g）
そば／ゆで（**26.0**g）
うどん／ゆで（**21.6**g）
そうめん・ひやむぎ／ゆで（**25.8**g）

出典：女子栄養大学出版部『食品成分表2022（八訂）』より作成
（アミノ酸組成によるたんぱく質ではなく、七訂のエネルギーの算出方法に基づく成分）

ビタミン・ミネラルのとり方

抗酸化ビタミンを多く含む 緑黄色野菜を積極的にとろう

ビタミンA、B群、C、Eなどのビタミンは、体が正常に機能するための維持やコントロールの役割や、ほかの栄養素がスムーズに働くのをサポートする役割などを担っています。また、カルシウム、鉄、マグネシウム、ナトリウム、セレンなどのミネラルは、骨や歯をつくる材料になるほか、ビタミン同様、体の機能をサポートする働きがあります。どちらも1日に必要とする摂取量は少ないものの、健康維持には欠かせません。

ビタミンやミネラルはさまざまな食べ物に含まれていますが、多く含まれているのは野菜と果物、いも類、海藻類です。

野菜でも、緑黄色野菜（ほうれん草やにんじんなど色の濃い野菜）は、淡色野菜（キャベツ、ねぎ、ごほうなど）と比べて、体内でビタミンAに変わるβ-カロテンが豊富なのが特徴。**がんや老化促進と深く関係している活性酸素の働きを抑える「抗酸化物質」であるビタミンA、C、Eが多いので、栄養バランスはもちろん、高齢期の健康維持のためにも緑黄色野菜は積極的にとりましょう。**

毎食、野菜や海藻のおかずを食卓に 果物は食後やおやつで上手にとる

β-カロテンは少ないですが、淡色野菜にもビタミンやミネラルが多く含まれているので、野菜は緑黄色野菜と淡色野菜をバランスよくとることが大切です。**生野菜なら両手にのるくらいの量を目安にとります。毎食、野菜の小鉢（きのこや海藻を含んでもよい）を1つ食卓に出して食べると、自然と野菜がとれます。**

なお、果物は3食の献立の中に組み込むのは難しいので、食後やおやつに食べる習慣をつけるとよいでしょう。

また、ビタミンやミネラル、食物繊維は、いも類や海藻類にも豊富に含まれています。いも類は、料理以外にもおやつとしてとることができます。海藻類は、みそ汁の具や、サラダや酢の物などの副菜として上手にとるようにしましょう。

1日にとりたい「ビタミン・ミネラル」の目安量

目安は両手にのるくらい

野菜類

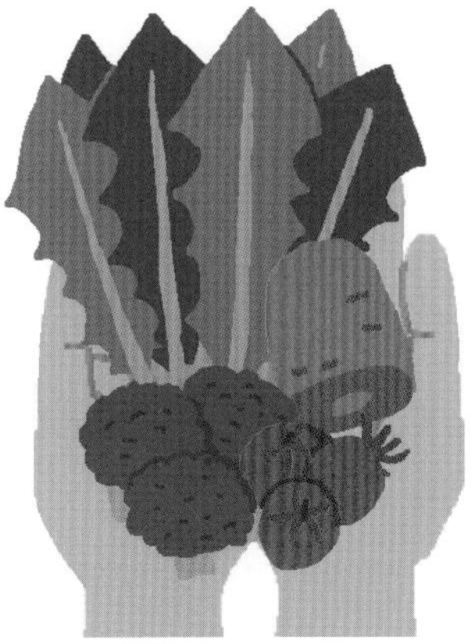

ゆでると、
かさが減り
たくさん
とれるので
片手1つ分に

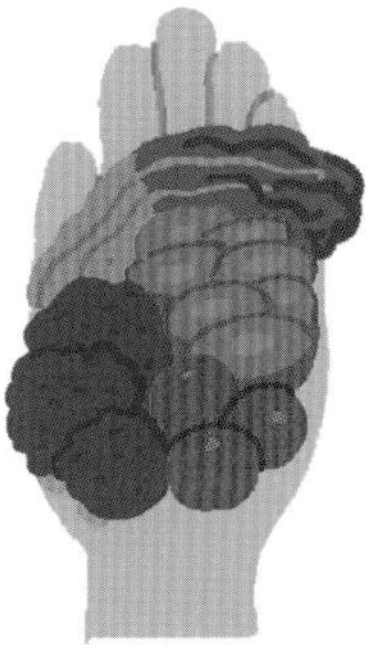

● 海藻類は、大量に食べるというよりも、野菜やきのこ類などと一緒にとるとよい。

1日に両手1つ分

目安は片手のひらにのるくらい

果物類

りんごなら1/2個
バナナなら1本
みかんなら1個
柿なら1個

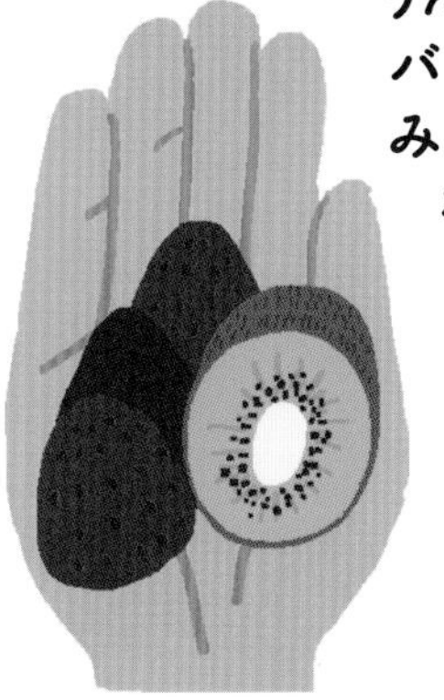

1日に片手1つ分

目安は片手のひらにのるくらい

いも類

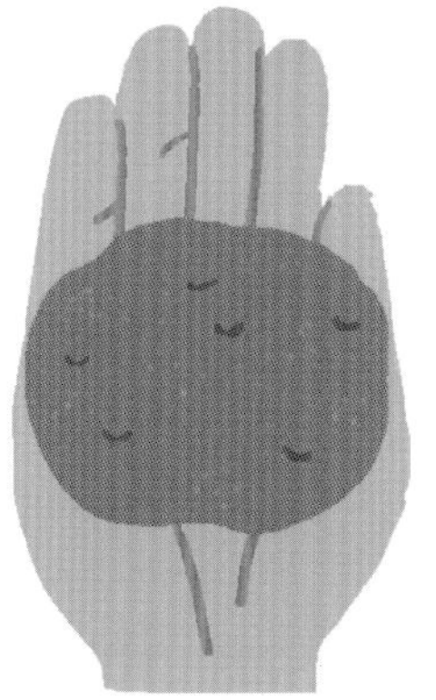

1日に片手1つ分

緑黄色野菜を積極的にとる

10の食品群の中の「野菜」は、緑黄色野菜を指します。
色の濃い野菜と覚えて、毎食とるように心がけましょう。

主な緑黄色野菜

にんじん	オクラ
トマト	ブロッコリー
ほうれん草	ピーマン
小松菜	パプリカ
モロヘイヤ	かぼちゃ
春菊	あしたば
にら	など

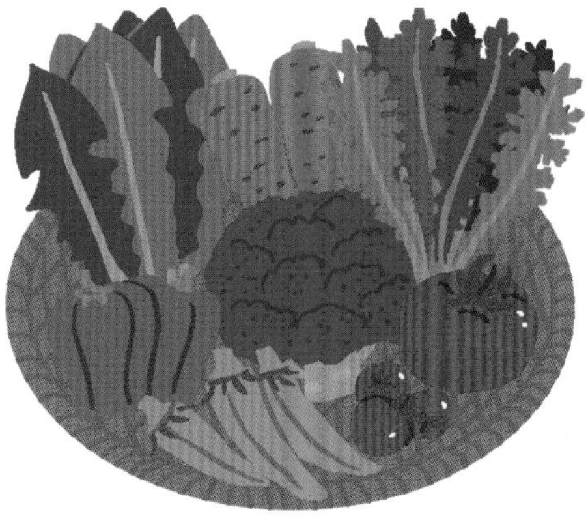

β-カロテンが豊富なのが特徴

- 老化を促進する活性酸素の働きを抑える抗酸化作用がある。
- β-カロテンは生だと吸収されにくいので、油と一緒にとると吸収率がアップ。

主な淡色野菜

キャベツ	大根
白菜	玉ねぎ
レタス	なす
ねぎ	きゅうり
ごぼう	れんこん
かぶ	など

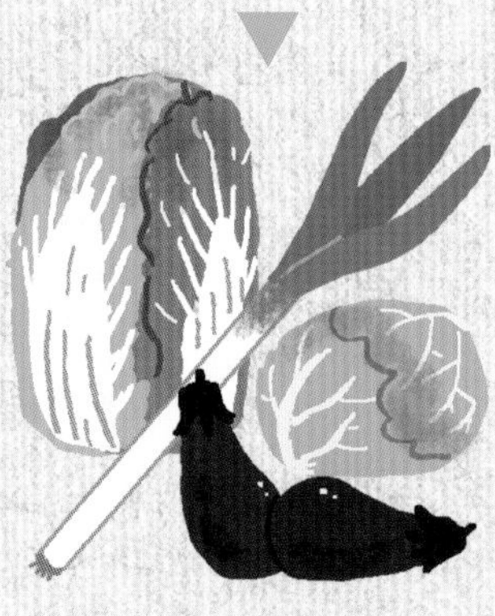

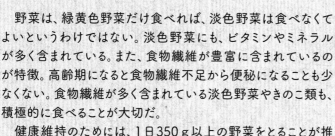

淡色野菜、きのこ類もバランスよく食べることが大切

野菜は、緑黄色野菜だけ食べれば、淡色野菜は食べなくてよいというわけではない。淡色野菜にも、ビタミンやミネラルが多く含まれている。また、食物繊維が豊富に含まれているのが特徴。高齢期になると食物繊維不足から便秘になることも少なくない。食物繊維が多く含まれている淡色野菜やきのこ類も、積極的に食べることが大切だ。

健康維持のためには、1日350g以上の野菜をとることが推奨されている。できれば緑黄色野菜を120g以上、淡色野菜を230g以上、バランスよく食べよう。

野菜をとるコツ

ゆでて、かさを減らす

ボウルいっぱいの生野菜を食べるのは大変だが、特に葉もの野菜はゆでたり炒めたり加熱すると、グンと“かさ”が減るので、同量の野菜でも難なく食べることができる。おひたしや、炒め物などにして、かさを減らして食べよう。

すぐに食べられる野菜を常備

ミニトマト、ベビーリーフなど、洗うだけで食べられる野菜を常備して、料理に添える。ブロッコリーやにんじんは、ゆでた状態で保存しておいたり、冷凍食品を使ったりすると、下ごしらえがいらず、すぐ料理に使えるので便利。

主菜には、必ず野菜のつけ合わせを

主菜のお皿には、肉や魚だけではなく、必ず野菜を添えるようにすると、自然と食べる野菜の量が増える。にんじんやキャベツのせん切りの上に肉や魚を盛りつけたり、野菜入りのあんかけソースを肉や魚にかけたりしてもよい。

こんな食品にもビタミン、ミネラルが多い！

豚肉	ビタミンB_1	糖質代謝に関わるビタミンで、脳や神経の働きにも影響。にんにくの主成分であるアリシンと一緒にとると、吸収率がアップする。
卵、納豆、乳製品、うなぎ	ビタミンB_2	脂質代謝やたんぱく質の合成に不可欠なビタミン。有害な過酸化脂質を分解するため、老化の予防にもつながる。
かつお、まぐろ、さんま、レバー	ビタミンB_6	アミノ酸の分解、再合成に必要なビタミン。また、免疫機能の維持にも関わっている。
レバー	ビタミンB_6 ビタミンB_{12} 鉄	ビタミンB_{12}は赤血球をつくるのに必要なビタミン。鉄は赤血球の主成分になるミネラル。野菜と組み合わせるとビタミンがバランスよくとれる。
まぐろ、ぶり、はまち	鉄	ヘモグロビンの材料の一つである鉄は、赤身の魚に多く含まれている。動物性たんぱく質に含まれているヘム鉄は吸収されやすいのが特徴。

骨粗しょう症を防ぐ食べ方

骨づくりに必要な栄養は カルシウムだけではない

骨粗しょう症は、加齢などで骨がスカスカの状態になる病気です。骨がもろくなるため、転倒すると骨折しやすく、高齢者の場合はそれが原因で要介護状態になる場合が少なくありません。

丈夫な骨をつくるには、骨の材料となるカルシウムをとることが大切です。骨粗しょう症予防のためのカルシウムの推奨摂取量は、1日700〜800㎎といわれています。

しかし、**骨づくりに必要なのはカルシウムだけではありません。ビタミンDやビタミンK、たんぱく質などの栄養素が不可欠。骨粗しょう症予防のためには、カルシウムと、これらの栄養素を上手に組み合わせてとりましょう。**

さけ、さんま、きのこ類に多く含まれるビタミンDは、カルシウムが腸で吸収されるのをサポートし、骨をつくる骨芽《こつが》細胞の働きを促して骨の形成を助ける働きがあります。そのため、ビタミンDが不足すると、骨が弱くなり、骨折するリスクが高くなるといわれています。

また、納豆や緑黄色野菜、卵などに多く含まれるビタミンKは、カルシウムを骨に取り込むのを助けます。

肉や魚、大豆製品、卵、乳製品に多いたんぱく質は、骨の質を高めるコラーゲンの材料となります。

カルシウムの吸収をアップ・強化させる栄養素を組み合わせた料理のヒント

カルシウム＋ビタミンD

さけときのこ類のクリームシチュー、きのこ類を具材に入れたチーズ入りのグラタンやドリアなど。

カルシウム＋ビタミンK

豆腐のみそ汁にビタミンK豊富なほうれん草を具に加えたり、厚揚げに納豆をかけてもよい。

カルシウム＋たんぱく質

カルシウムとたんぱく質を多く含むいわしのつみれ、豆腐を入れた鍋料理は、栄養バランスもよい。

骨を強くするカルシウムをとる

カルシウムが多く含まれる食品

牛乳・乳製品

カルシウム含有量

牛乳（200 mℓ）約**220**mg
ヨーグルト（100g）**120**mg
プロセスチーズ　（25g）約**158**mg
スキムミルク（20 g）**220**mg

魚

カルシウム含有量

ししゃも（50 g）**165**mg
いわし丸干し（30 g）**171**mg
しらす干し・半乾燥品（10 g）**52**mg
さくらえび（5g）**100**mg
うなぎの蒲焼き（100g）**150**mg

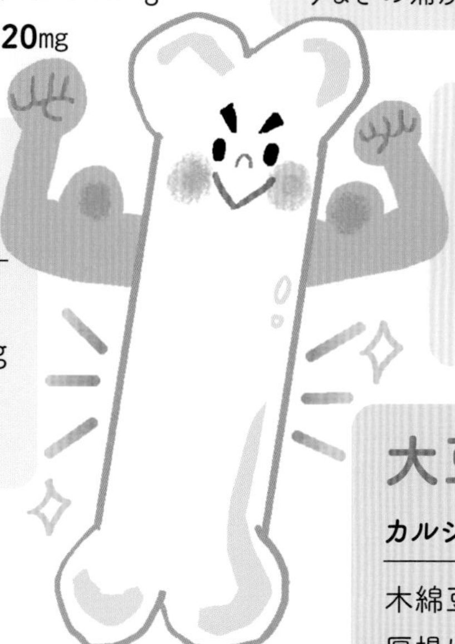

野菜

カルシウム含有量

小松菜（80g）**136**mg
モロヘイヤ（50g）**130**mg
菜の花（60g）**96**mg
チンゲン菜（80g）**80**mg

海藻

カルシウム含有量

ひじき（6 g）**60**mg
干しわかめ（5 g）**39**mg

大豆・大豆製品

カルシウム含有量

木綿豆腐（150 g）約**140**mg
厚揚げ（100g）**240**mg
納豆（40 g）**36**mg

出典：女子栄養大学出版部
『食品成分表2022（八訂）』より作成

1日にとりたい「カルシウム」の推奨量

	男性	女性
50 ～ 74歳	**750**mg	**650**mg
75歳以上	**700**mg	**600**mg

出典：厚生労働省「日本人の食事摂取基準」（2020年版）

毎日、コップ1杯の牛乳のほか、魚、野菜、海藻、大豆製品を使った料理で、骨粗しょう症予防のカルシウム推奨摂取量の1日700 ～ 800mgを目指そう。

おやつで足りない栄養を補う

いも類、乳製品、果物はおやつにも最適

低栄養になりがちな高齢期、おやつ（間食）は栄養を補う重要な役割を担っています。食欲がなく食事量が減少している人にとって、おやつは足りないエネルギーや栄養をとる絶好のチャンス。特に、いも類、乳製品、果物などは、おやつとしてとりやすいのでおすすめです。

いも類は、加熱しても壊れにくいビタミンＣのほか、カリウムなどのミネラルや食物繊維が豊富。大学いも、ふかしいも、スイートポテトなどで楽しんでもよいでしょう。また、気軽にとれる果物としてはバナナもおすすめです。エネルギーになる糖質のほか、ビタミンＢ群、カリウム、食物繊維が多く、栄養バランスのよい食べ物です。さらに、食欲がなくても、ヨーグルトやアイスクリームなら食べやすいかもしれません。

高エネルギーでも気にせず甘いものもおいしく食べて

間食は太るから食べないという人もいるでしょうが、高齢期は太ることより、やせることが問題です。

ケーキや大福、アイスクリームなど、**高エネルギーの甘いお菓子やデザートやスナック菓子でも、極端に食べすぎなければ食べてもＯＫ。あまり神経質にならず、おいしく食べましょう。**食べることを楽しむことが一番です。

友人や家族などとスイーツ巡りもおすすめ

できれば、**おやつもひとりではなく、気の合う友人や家族などと、談笑しながら食べるとよいでしょう。**健康寿命をのばすうえで、人との交流は重要です。

また、ときには喫茶店やファストフード店などで食べるのもおすすめ。店でスイーツを食べるというのを外出のきっかけにすれば、自然と人や社会との接点ができます。

手軽にとれるおやつで栄養補給

1日3回の食事でとりづらい食品群は、おやつでとる習慣をつけると、
1日10の食品群をクリアしやすくなります。

不足しがちな食品群をチェック

肉	魚介	卵	乳製品	大豆製品
海藻	野菜	果物	いも	油脂

いも類

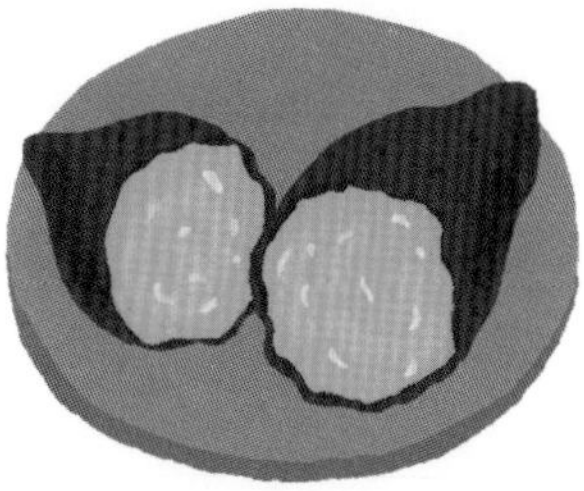

おやつとして気軽にとれる「焼きいも」は、最近スーパーなどでも手軽に買えるのでおすすめ。また、さつまいもをラップに包んで、電子レンジで温めるだけでもおいしい。

牛乳・乳製品

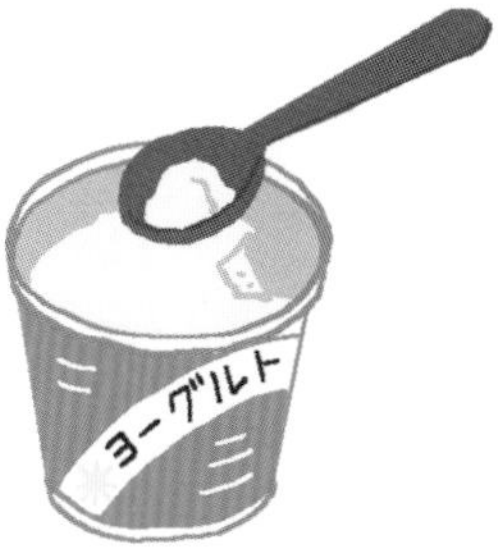

クッキーなどと一緒にホットミルクを飲んだり、カップのヨーグルトを1個食べたりするとよい。バニラアイスクリームも、おやつや食後のデザートにおすすめ。

果物

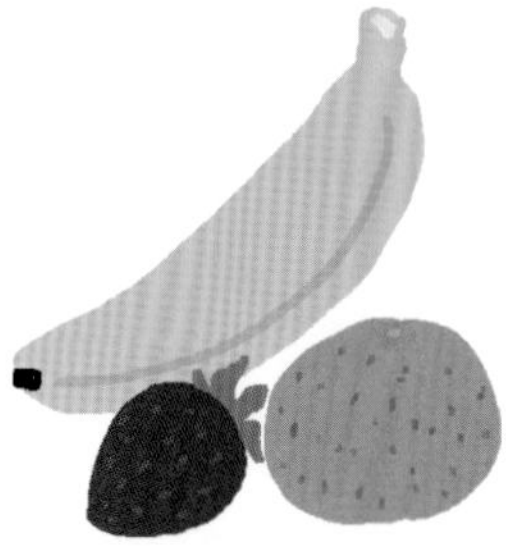

バナナやりんご、いちご、みかんなど、手軽に食べられる果物を常備しておくとよい。また、果物は野菜と一緒にジュースにして飲んだり、ヨーグルトと一緒に食べたりしてもよい。

高齢期は水分補給も重要

年とともに、のどの渇きを感じる機能が低下するため、水分をとらない人が少なくない。気づかないうちに脱水症状に陥ってしまうことがあるので、こまめにとることが大切だ。毎食後、トイレの後、おやつのときなど、水分補給のタイミングを自分で決めておくと忘れないのでおすすめ。

なお、コーヒーやウーロン茶は利尿作用があるので、水分補給には向かない。水、白湯、ほうじ茶などを飲むようにしたい。

また、おやつでゼリーやゼリー飲料をとるのは、水分補給の代わりになるのでよいだろう。

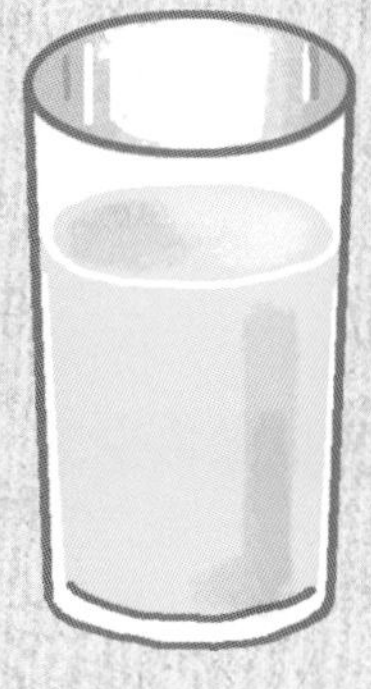

かむ力と低栄養の関係

かむ力の低下は低栄養を招く

加齢によって食べる（かむ・飲み込む）などの口腔機能が衰えることをオーラルフレイルといいます。特に、**かむ力が弱くなると、食べられるものが限られて必要な栄養をとることができなくなります。**

さらに、虫歯や歯周病で自分の歯を失うと、よくかめなくなることから始まる悪循環（下記参照）に陥ります。こうなると、やわらかい炭水化物（ごはん、パン、めん類）は食べるものの、かむ力が必要な肉や野菜類は食べなくなります。その結果、**おなかを満たすエネルギーはとれても、たんぱく質、脂質、鉄、ビタミンA・Cが不足して栄養が偏り、食の多様性も失われます**（P51グラフ参照）。

入れ歯でもしっかりかめる状態にすること

厚生労働省の歯科疾患実態調査では、65歳から84歳までの人で自分の歯が20本以上ある人は、全体の50％以上を占めています。でも、いくら自分の歯があっても、かむ力が衰えていると、しっかり食べることができません。かむ力をつけるためには、ガムを口に入れ、左右両側の歯で交互に5分かむのを、毎日2回ほど行うことを習慣にするとよいでしょう。

自分の歯が失われたら、入れ歯を入れてきちんとかむこと。合わない入れ歯だときちんとかめないので、歯科を定期的に受診して入れ歯を調整し、しっかりかめる状態を維持することが大切です。

かむ力の低下から始まる悪循環

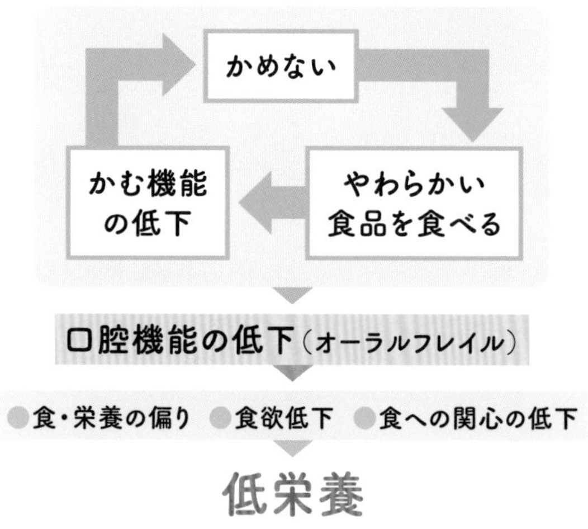

口腔機能のチェックリスト

以下の項目の質問事項に答えて、当てはまる答えの点数を足して合計を出してください。

	はい	いいえ
半年前と比べて、堅いものが食べにくくなった	2点	
お茶や汁物でむせることがある	2点	
義歯を使用している	2点	
口の乾きが気になる	1点	
半年前と比べて、外出の頻度が少なくなった	1点	
さきいか、たくあんくらいの堅さの食べ物をかむことができる		1点
1日2回以上、歯を磨く		1点
1年に1回以上は歯科医院を受診している		1点

合計点数

0〜2点	口腔機能低下の危険性は低い
3点	口腔機能低下の危険性あり
4点以上	口腔機能低下の危険性が高い

合計点数 ＿＿＿ 点

出典：東京大学 高齢社会総合研究機構
田中友規、飯島勝矢　作表より作成

かむ力と栄養摂取量・食品群別摂取量

栄養素等摂取量　　食品群別摂取量

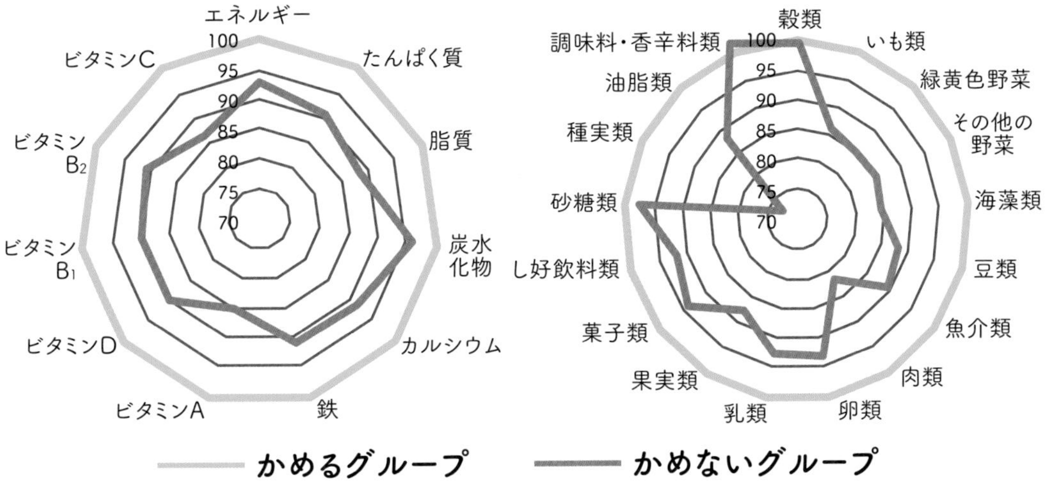

出典：本川佳子ほか．老年歯科医学．2019;34(1):81-85.

8 食欲がないときは、おかずを先に食べ、ごはんは少なめに

ごはんを先に多く食べてしまうと、おかずが多く食べられなくなり、食事の質が低下します。食欲がないときは、おかずを優先しましょう。

9 調味料や香辛料を上手に使う

調味料や香辛料を上手に使って、料理のバリエーションを広げましょう。特に、しょうが、にんにく、唐辛子、カレー粉などの香辛料は、食欲増進につながります。

10 食材の調理法や保存法を覚える

食材を無駄なくおいしく使いきるには、いろいろな調理法や保存法を知っておくことが大切です。本書（P65、P80 ～ 123参照）を参考にしてください。

11 和・洋・中、さまざまな料理をつくる

自然と味つけや食材も変わって、さまざまな食品をおいしく食べることができます。また、料理を考えること、つくることは脳の体操にもなり、老化予防に効果的です。

12 家族や友人と会食する機会を増やす

楽しくおしゃべりしながらの食事は、心も満たされます。誰かと一緒に会話を楽しみながら食事をすることで、食欲増進にもつながります。

13 かむ力を維持するため、定期的に歯科健診を受ける

自分の歯を多く残すには、定期的に歯科健診を受け、歯を健康に保つことが大切。歯が少なくなっても入れ歯をつくって、よくかめる状態にしておきましょう。

14 正しい健康情報を集めて取り入れる

何か一つのことをすれば健康になるわけではありません。保健師、医師、栄養士などの専門家のアドバイスを参考に、自分に役立つ正しい情報を選択しましょう。

出典：東京都健康長寿医療センター研究所「健康長寿と栄養摂取」より作成

老化を予防するための食生活指針14か条

1 食事は1日3食バランスよくとり、欠食しない

できるだけ決まった時間に食事をすると体内時計が整えられ、体の機能がうまく働きます。欠食は1日に必要な栄養がとれないばかりか、体内時計の乱れにつながります。

2 動物性たんぱく質をしっかりとる

たんぱく質は体をつくる主成分。筋肉量を減少させないためにも、必須アミノ酸を多く含む肉、魚、卵、乳製品などの動物性たんぱく質をしっかりとりましょう。

3 肉と魚は1:1の割合でとる

肉も魚も良質なたんぱく質で、それぞれ体によい働きを持つ栄養が含まれています。どちらかに偏った食事は避け、肉と魚は1:1の割合でとりましょう。

4 肉はさまざまな種類や部位を食べるようにする

豚肉にはビタミンB群が多いなど、肉の種類によって含まれる栄養素には特徴があります。牛肉、豚肉、鶏肉など、いろいろな種類や部位を食べることが大切です。

5 油脂類も過不足なくとる

過剰摂取はよくありませんが、高齢者は脂質が不足しがちです。肉や魚の脂質のほか、体によいオリーブ油やアマニ油などを適量とるようにしましょう。

6 牛乳は毎日コップ1杯（200ml）以上とる

牛乳は、栄養バランスのよい食品です。また、牛乳を飲んでいる高齢者は、飲んでいない高齢者に比べて多様食の傾向にあり、長生きだという調査結果もあります。

7 さまざまな種類の野菜を、加熱するなど工夫して多くとる

緑黄色野菜は、油で加熱調理すると、かさが減って多くとれるうえ、ビタミンAの吸収率もアップします。そのほかの淡色野菜、きのこ類なども食べましょう。

健康長寿の3本柱は「栄養」「体力」「社会参加」

高齢期は、低栄養にならないように多様食を心がけ、体に必要な栄養素をバランスよくとることが重要です。しかし、食生活ばかりを重視しても、健康寿命をのばすことはできません。フレイル（虚弱）を防ぐには、「栄養」だけでなく「体力」や「社会参加」も必要です。

栄養

栄養バランスのよい食事と口腔機能の維持

体に必要な栄養を1日3食の食事でとる。特に、筋肉のもととなる肉や魚、卵、大豆製品などたんぱく質を多く含む食品をとるほか、骨を強くする牛乳・乳製品も多くとろう。

さらに、しっかり食べられるように、口腔機能（かむ・飲み込むなど）を維持することが大切。よくかんで食べたり、定期的に歯科を受診して歯の状態をチェックしたりしよう。

体力

日常での運動や家事で筋力と体力を養う

日常生活の中で運動習慣を身につけると、筋力の低下を防ぐことができ、転倒・骨折から要介護状態になるリスクが軽減される。運動を長続きさせるコツは、ウォーキングなど無理なく続けられるものを、仲間やパートナーと一緒に行うこと。また、買い物や洗濯、掃除などの家事も立派な運動。こまめに体を動かすことが大切だ。

社会参加

気の合う友人とおしゃべりや食事をして社会とのつながりを持つ

高齢期になると、さまざまな要因から外出するのが面倒になりがちだが、閉じこもりになると活動不足から体の機能も低下し、社会からも孤立してうつ病を招きやすくなる。心身の健康を維持するためには、積極的に外に出て、さまざまな人とふれ合う社会交流が大切。趣味やボランティアなど、自分に合った活動を見つけよう。

出典：東京都介護予防・フレイル予防ポータルより作成

Part 3
食事づくりのポイント

栄養バランスのとれた献立づくりのコツ、
食事づくりが苦にならないワザ、
食べやすく飲み込みやすくする調理の工夫などを紹介します。

主食・主菜・副菜・汁物を基本に

「定食」スタイルにすると多くの食品がとれる

1日に10の食品群（P29参照）、もしくは少なくても7の食品群を無理なく食べるには、1日2回は、いわゆる主食・主菜・副菜・汁物を揃えた、「定食」スタイルにするのがおすすめです。こうすると、自然と食べる食品の種類を増やすことができ、体に必要な栄養がとりやすくなるからです。

東京都健康長寿医療センター研究所が高齢者を対象に行った研究でも、**主食・主菜・副菜が揃った食事を1日2回以上食べている人は、DVS値（P28参照）が高い**ことがわかっています。

たんぱく質がしっかりとれる「洋風の和定食」に

定食スタイルというと、和食を思い浮かべる人は少なくないでしょう。しかし、和食といっても内容が重要。干物、みそ汁、漬物といったひと昔前の質素な和食は、低たんぱく、低脂肪、高塩分です。

要介護につながるサルコペニア（筋肉量の減少）を防ぐには、筋肉の材料となるたんぱく質の摂取が欠かせません。**高齢期こそ、肉類や卵、牛乳・乳製品などの動物性たんぱく質を多用するメニューを取り入れたい**ものです。その点では、**たんぱく質がしっかりとれる「洋風の和定食」が理想的**でしょう。

主食・主菜・副菜・汁物の献立を揃えられないときは？

1日2回、献立を揃えることが理想ですが、あまり厳しく考えすぎると、食事の準備が億劫になってしまいます。

基本の献立が揃えられなくても、次の食事やおやつで不足している食品群をとればよいのです。また、たとえ副菜や汁物を揃えられなくても、主食と主菜だけで多くの食品群がとれていれば、問題ありません。

「1日に必ず10の食品群をとらなくてはいけない」とノルマを課すのではなく、まずは「3日から1週間単位」で10に近づければよいとゆるく考えましょう。

1日2回は主食・主菜・副菜・汁物を揃える

食べる食品の数が増えると、目標とする1日10の食品群がクリアしやすく、
自然と栄養のバランスもよくなります。

体の調子を整える ビタミン、ミネラル、食物繊維をとる

副菜

野菜、海藻類、いも類、きのこ類、豆類などを使ったおかず。

体をつくる たんぱく質をとる

主菜

肉類、魚介類、卵、大豆製品、乳製品を使ったメインのおかず。筋肉、血液、皮膚など、体をつくる材料となるたんぱく質をしっかりとる。

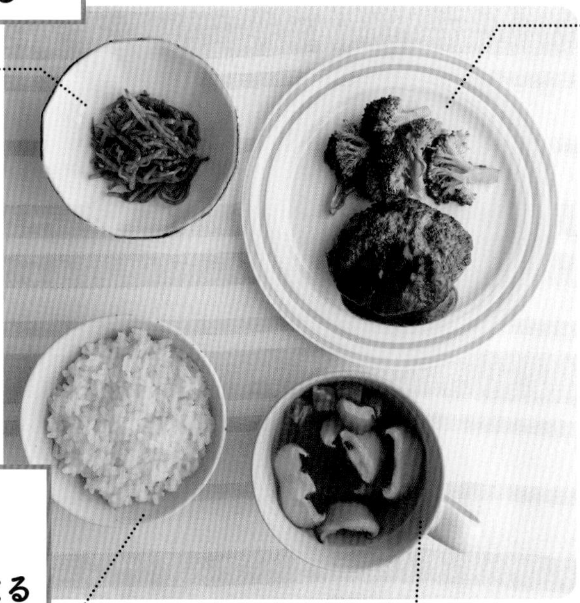

体のエネルギー源となる糖質をとる

主食

ごはん、パン、めん類などで、脳や体のエネルギー源になる糖質をとる。ごはんでおなかいっぱいにすると、主菜や副菜をしっかりとれないので、量は調整を。

汁物

みそ汁やスープ。野菜、いも類、海藻類などを使って具だくさんにすると、栄養価がアップするうえ、汁量が減って減塩できる。主菜、副菜にない食材を使って栄養、水分をとる。

食事づくりのアドバイス

- 筋肉づくりに必要な動物性たんぱく質の食品を使ったおかずを、献立の中に1品は入れる。
- 副菜1品だけだと、体に必要なビタミンやミネラルなどがとりにくいので、違う食材を主菜のつけ合わせにしたり、汁物の具に入れたりするのがおすすめ。
- みそ汁に牛乳を入れたり、ハンバーグにチーズをのせたりすると、牛乳・乳製品を簡単にプラスできる。

10の食品群を揃える食事づくりのコツ

朝食メニューを固定すると1日の献立の立て方がラクに

1日に10の食品群（P29参照）をとる献立を毎日考えるのは、意外と難しいもの。しかし、**1日の始まりの朝食のメニューをいつも同じにすれば、残りの食事で何の食品群をとればいいかが明確になります。**

例えば、朝食では、いつもパンと牛乳、目玉焼きなどの卵料理と緑黄色野菜のサラダ、果物にすると、これで4つの食品群はクリアできます。あとの6つの食品群を昼食と夕食、そしておやつでとればよいと考えると、献立も立てやすく、10の食品群をとるハードルも低いと感じるでしょう。

同じ食品群の品数より違う食品群の数を増やす

いろいろな食材を使って料理しても、それが同じ食品群だとカウントできず、DVS（P28参照）の点数は増えません。まずは、同じ食品群（P29参照）には、どんなものがあるかをきちんと把握しておきましょう。

毎食の副菜がいつも野菜のおかずなら、1食は海藻類やいも類など、違う食品群のおかずにします。そうするだけで、簡単に点数を増やすことができます。そして、肉料理と魚料理は、1日1回は主菜か副菜で必ずとると決めておくとよいでしょう。

家に10の食品群を常備し使ったら買って補充を

10の食品群をとるためには、まず家にその食材がなくてはなりません。家には常備菜のほか、牛乳やヨーグルト、卵などが、いつも冷蔵庫にあるようにしておきましょう。

そのほかの食品群も、使ったら補充をする習慣をつけるとよいでしょう。**買い物＝足りない食品群の補充と考えて実行**すれば、買い忘れがなく、いつも家に10の食品群が揃っている状態が維持できます。家にある食材で、1日10の食品群を上手に振り分けながら献立を立て、食事をつくるようにしましょう。

1日の献立例

朝食

主食　食パン
主菜　目玉焼き
（ゆで卵やオムレツでも）
副菜　野菜サラダ
飲み物　牛乳
果物　りんご

肉	魚介	卵	乳製品	大豆製品
海藻	野菜	果物	いも	油脂

昼食

主食　ごはん
主菜　さけの焼き魚（魚料理）
副菜　きんぴらごぼう、納豆
汁物　わかめのみそ汁

肉	魚介	卵	乳製品	大豆製品
海藻	野菜	果物	いも	油脂

夕食

主食　ごはん
主菜　チキンソテー（肉料理）
副菜　野菜の煮もの
汁物　豆腐とねぎのみそ汁

肉	魚介	卵	乳製品	大豆製品
海藻	野菜	果物	いも	油脂

おやつ

スイートポテト（朝食と昼食で不足している食品群のものをとるようにする）

肉	魚介	卵	乳製品	大豆製品
海藻	野菜	果物	いも	油脂

これで1日
10の食品群をクリア！

食事づくりのポイント

- 主菜、副菜、汁物の主材料が同じにならないようにする
- 煮る・焼く・蒸す・炒めるなど、バラエティに富んだ調理法にする
- 味や食感に変化をつける
- 多食品からいろいろな色の食材を使う

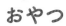

食事づくりの負担を軽くするコツ

市販のお惣菜やレトルト食品を活用して上手に手抜きを

　食事をつくること自体が面倒になると、食事回数や食事量が減少していきます。
　毎日、体に必要な栄養をとるためには、食事づくりをあまり頑張りすぎないことが大切です。手づくりにこだわると、それが負担になってキッチンに立つのが苦痛になってしまいます。ましてや高齢期になると、体調も変化しやすくなるため、食事の支度が思うようにできない日もあるでしょう。
　食事づくりの負担を軽減して、多食品をとるには、市販品を上手に活用したり、つくりおきをしたりするのがおすすめ。そうすれば、調理に手間がかからず、ラクに食事を用意できます。
　スーパーやコンビニのお惣菜は、最近1人前用の少量パックが増えています。それを使うと簡単に1品増やすことができますし、普段自分ではつくらないお惣菜を買ってみるのもよいでしょう。
　また、キャベツのせん切りなどのカット野菜、皮むき済みの野菜やいも類などの冷凍野菜は、面倒な下ごしらえが済んでいるので、時短調理ができます。
　さらに、つくりおきのおかずがあると、食卓にすぐ1品プラスできます。
　食事づくりで大切なのは、手づくり、市販品にこだわらず、「欠食しないで、しっかり食べること」です。

買い物上手になって食事づくりをラクに

　買い物の際は、常備している10の食品群を補充するという考えのローリングストック（P63参照）を意識するようにしましょう。
　また、買った食材は、賞味期限を確認したり、冷凍保存をしたりして、無駄なく使いきることが大切です。
　買い物の荷物が重くて負担だという場合は、店の宅配を利用するとよいでしょう。最近は、インターネットや電話注文による食材宅配や、調理済み冷凍惣菜の宅配もあるので、それらを上手に活用するのも一つです。

スーパーやコンビニのお惣菜を活用

そのまま食卓に出してもOKですが、ひと手間かけてアレンジすると、
味も見た目も目新しくなり、食欲アップにつながります。

アレンジ例

フライや天ぷらを卵とじに

魚のフライ、えびや野菜の天ぷら、から揚げなどの揚げ物は、卵とじにしてごはんの上にのせて丼ものに。

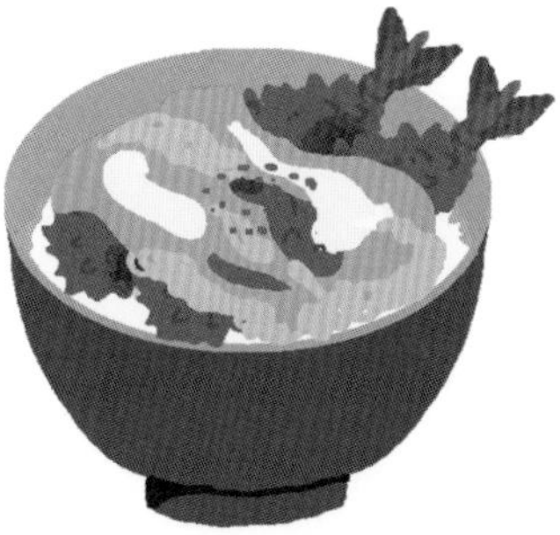

混ぜごはんにする

市販のきんぴらごぼう、ひじきの煮物などは、しっかり味つけされているので、ごはんに混ぜるだけでもおいしい。

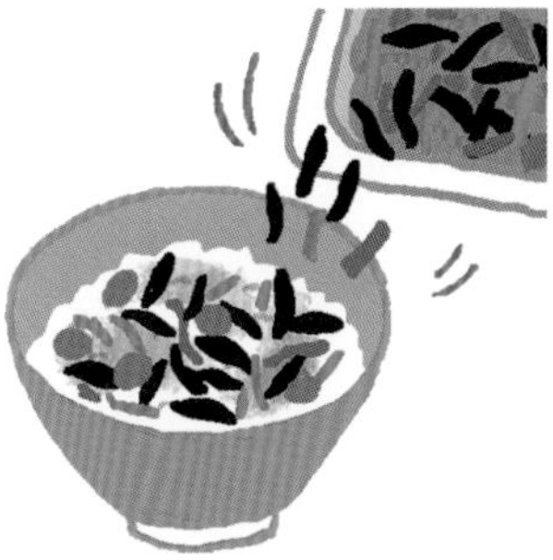

溶けるチーズをプラス

耐熱皿に肉じゃがを入れ、溶けるチーズをかけてオーブントースターで焼くと、グラタン風になる。

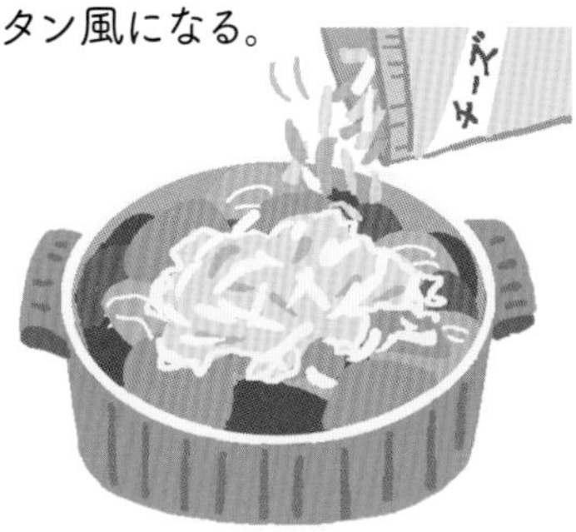

汁物にアレンジ

鍋にかぼちゃの煮物と牛乳、洋風だし、バターを入れて熱し、塩、こしょうで味を調えれば、ポタージュに。

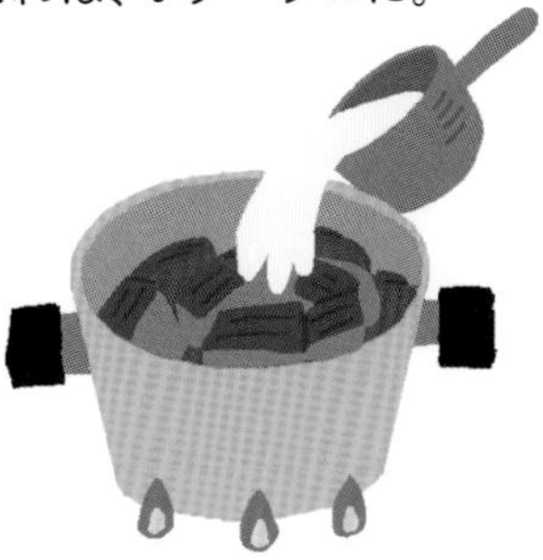

アドバイス

お惣菜

味が濃い場合は、卵、豆腐、大根おろし、そのほかの食材などを加えてアレンジすると味の調整ができる。

お弁当

野菜が少ないこともあるので、野菜のお惣菜や、具だくさんの汁物（市販品でも）をプラスするのがおすすめ。

そのまま食べられるものを1品プラス

調理をしなくても食卓にそのまま出せる市販品を常備しておくと便利です。
10の食品群の中で足りていないものを、簡単にプラスできて栄養もアップします。

納豆	豆腐	もずく（味つき）	煮豆
漬物	牛乳	ヨーグルト	チーズ

ちょい足ししても！

そのままでもおいしいが、切っただけの食材を足すだけで、グレードアップした感じになる。

＋野菜

- 納豆や豆腐……**刻みねぎ**
- もずく（味つき）……**切ったトマト**

＋果物

- ヨーグルト……**果物**

＋大豆製品

- 牛乳……**温めた牛乳にきなこと砂糖を混ぜる**

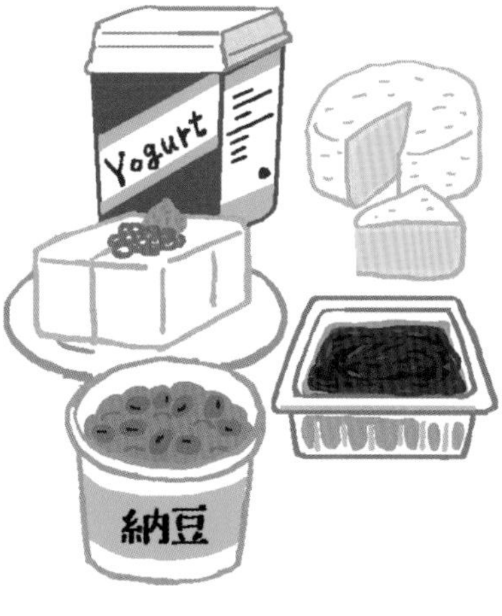

味つけに活用したい市販品

いつもの定番料理も、味つけを変えるだけで新しい一品になり、飽きずにおいしく食べられます。

ペースト類

梅肉、ごま、明太子、マヨネーズを塗ったり、あえたりするだけで味のバリエーションが広がる。

びん詰食品

なめたけ、さけフレーク、牛肉のしぐれ煮、ちりめん山椒など「ごはんのおとも」で、炒め物やおひたしの味つけを。

スープの素

スープやお茶漬けの素は、パスタの味つけに使ってもおいしい。

常備しておくと便利な食品

常温保存ができるレトルト食品や缶詰、冷凍保存ができる冷凍食品は、温めるだけですぐに食べられ、料理に使う食材としても重宝します。

主食

レトルト食品：ごはん、おかゆなど

冷凍食品：うどん、ピラフ、ピザ、スパゲティ、お好み焼きなど

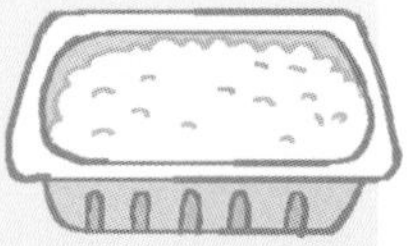

主菜

レトルト食品：カレー、シチュー、ミートソース、中華丼の具、牛丼の具、麻婆豆腐など

冷凍食品：魚フライ、ハンバーグ、肉団子、コロッケ、シューマイ、ギョーザなど

缶詰：さば缶、いわし缶、ツナ缶、焼き鳥缶など

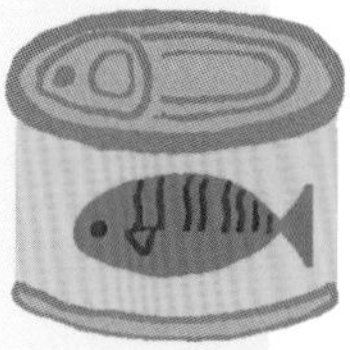

副菜

冷凍食品：ミックス野菜、ブロッコリー、かぼちゃ、いんげん、里いもなど

缶詰：ミックス豆缶、コーン缶など

乾物：ひじき、わかめ、切り干し大根、干ししいたけなど

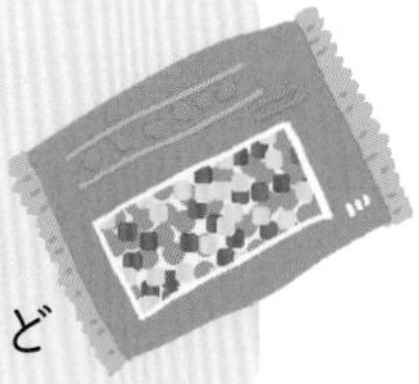

汁物

レトルト食品：野菜スープなど

フリーズドライ食品：みそ汁、スープなど

その他

常備菜：葉もの野菜、にんじん、玉ねぎ、じゃがいもなど

果物：バナナ、りんご、みかんなど（ブルーベリー、マンゴーなどの冷凍食品）

乳製品：牛乳、ヨーグルト、チーズ、バニラアイスクリームなど

飲み物：水、ゼリー飲料、野菜や果物のジュースなど

ローリングストック

保存できる食品は「食べながら災害に備える」ローリングストックにもなる。賞味期限内に食べて、また補充しよう。

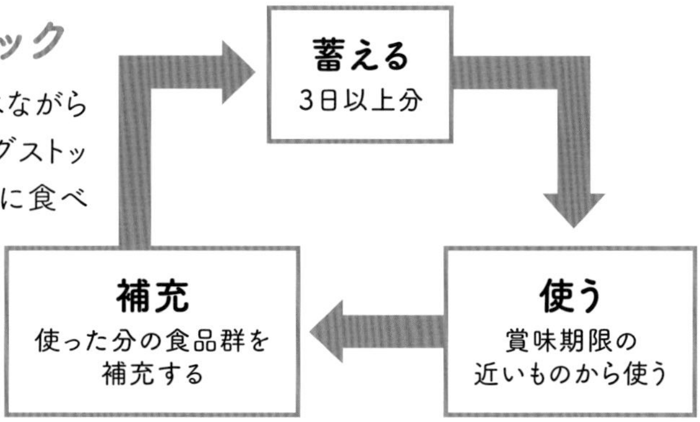

まとめて「つくりおき」に

「つくりおき」のおかずや、料理に簡単にアレンジできるソースなどを
まとめてつくっておくと調理時間が短縮でき、かつ多食品をとることができて便利です。

そぼろやソースを料理に活用

時間があるときに、そぼろ、トマトソース、ミートソースなどをつくっておくと、いろいろな料理に活用できて便利。

- **鶏そぼろ**……甘辛に味つけしたそぼろは、そのままごはんにのせてもOK。また、ゆでたほうれん草や小松菜とあえたり、オムレツの具にしても。
- **トマトソース**……トマト缶と玉ねぎでつくったソースは、魚料理や肉料理、スパゲティなどにかけたり、スープにアレンジしてもよい。
- **ミートソース**……スパゲティなどにそのままかけたり、なすやかぼちゃにかけてからチーズをまぶしてグラタンにしても。

煮込みハンバーグは翌日活用も

トマトの煮込みハンバーグは、少し多めにつくっておくと、翌日それをほぐせばミートソースになるので、スパゲティにかけて食べたり、グラタンにして食べたりできる。

煮物は少し多めにつくる

かぼちゃの煮物、筑前煮、肉じゃが、ポトフなどの煮込み料理は、少量よりもやや多めのほうがつくりやすい。食べきれなかったら翌日に。なお、同じ味だと飽きるので、カレー粉を加えるなど味を変えて食卓へ。

! 家庭でつくる「つくりおき」のおかずやソースは、日持ちしない。冷蔵保存で2～3日以内に食べきるようにしよう。

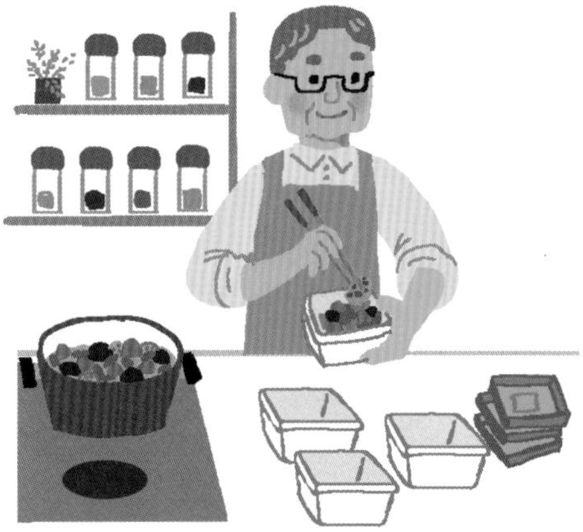

食事の後片づけを軽減するコツ

電子レンジで調理

肉や魚、野菜などの食材を器に入れてチンするだけの蒸し料理は、ラップをとればそのまま食卓に出せるので、鍋やフライパンなどの調理器具を洗わなくて済む。調理時間も短縮できるので、一石二鳥。

ワンプレートにしてカフェ風に

主食、主菜、副菜をワンプレートに盛りつければ、いくつもの器を洗わなくてもOK。後片づけの時間短縮にもなる。また、盛りつけを工夫すれば、カフェ気分で食事ができて楽しい。

食材を賢く冷凍保存

**買ってきた食材を無駄なく使いきるために、上手に冷凍しましょう。
下ごしらえをしておけば、調理時間もカットできます。**

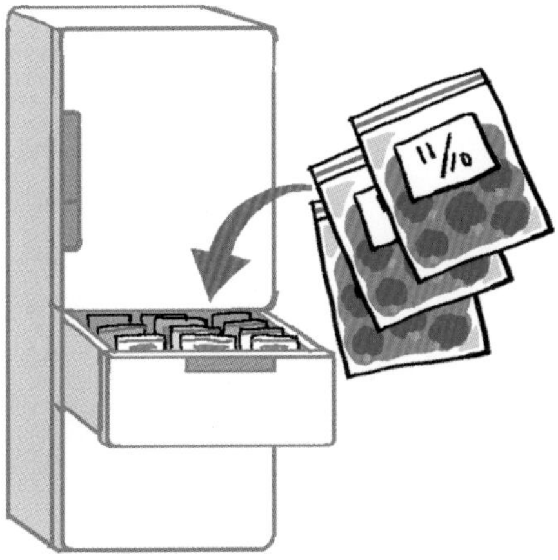

食材はラップに包んだ後、冷凍保存袋に入れて冷凍庫へ。冷凍した日付を保存袋に記入して、2週間ほどで食べきるようにするとよい。

野菜・いも

食材の鮮度を保つには、新鮮なうちに冷凍することが大切。セール品で多く買ったときや、最初から食べきれない量だと判断した野菜は、冷凍保存をするとよい。下味をつけて冷凍保存すれば、主菜のつけ合わせとしても使える。

- **ブロッコリー、にんじん、ピーマン、ほうれん草など**……切ってからゆで、冷凍保存袋に入れて冷凍しておく。シチューなどの煮物なら、凍ったまま鍋に入れて調理できる。
- **山いも**……すりおろしてから、冷凍保存袋に入れ、平らにして冷凍を。使うときは、冷蔵室か室温で自然解凍。すりおろす手間なく調理できる。

肉

肉は広げてラップに包み冷凍する。下味をつけてから冷凍しても。

- **厚切り肉**……塩、こしょうで下味をつけ、そのままか、食べやすい大きさに切ってからラップに包んで冷凍する。解凍後に焼いたり、煮たり調理を。
- **薄切り肉**……しょうゆだれで味つけし冷凍すれば、解凍後に焼くだけでOK。
- **ひき肉**……冷凍保存袋に入れ、薄く平らにのばし、箸で筋《すじ》をつけて冷凍すれば、筋目に沿って必要な分だけを解凍して調理できる。また、ハンバーグや肉団子、そぼろにしてから冷凍をしておくと、仕上げの調理だけで済み、簡単に主菜をつくることができる。

魚

下処理をしてから冷凍する。味つけをしたり、すり身にしてからだと、調理しやすい。

- **さけ**……塩さけはそのまま、生さけは塩と酒をふってからラップに1切れずつ包んで冷凍。しょうゆ、みりんで味つけしてから冷凍しても。
- **いわし**……頭をとって内臓をとり、ぶつ切りにしてラップに包んで冷凍。解凍してから調理する。
- **まぐろのさく**……適当な大きさに切ってラップに包んで冷凍する。漬けにしてから冷凍しても。

「むせ」が起こる原因

「むせ」は飲み込む力が低下してきたサイン

年齢を重ねると、個人差はあるものの、誰でも体が変化します。視力や聴力が低下したり、足腰が衰えたりするように、**口やのどの機能も加齢とともに衰えてきます。**

食事中にむせることはありませんか？「むせ」は、飲み込む力（嚥下力《えんげりょく》）が低下してきたサインです。

「むせ」の原因はのどの筋肉の衰え

「むせ」は、食べ物が気管に入りそうになると起こります。

空気の通り道である気管はいつも開いた状態（左図1）ですが、食べ物を飲み込む瞬間は、無意識のうちに息を止めて気管にふた（喉頭蓋《こうとうがい》）をします（左図2）。この反射作用によって、気管に食べ物が入るのを防いでいるのです。

ところが、**加齢によってのどの筋肉が衰え、反射作用（嚥下反射）が低下すると、嚥下とふたを閉じるタイミングが合わなくなり、「むせ」が起こります。**

特に水は、サラサラしてのどを通るスピードが速いため、嚥下反射のタイミングが合わせにくく、むせることが多くなります。無意識に飲み込んでいる唾液でむせることがあるのも、同じ理由からです。

誤嚥を防ぐためには食事に工夫が必要

「むせ」だけではなく、次のような症状があったら、嚥下力が低下しているかもしれません。

- 力を入れないと飲み込めない
- 食後にせき込む
- 口の中に唾液がたまる
- 痰《たん》がよくからむ
- 声がかすれる

嚥下力が低下すると、**気管の入り口に食べ物が入り込む「誤嚥《ごえん》」※を起こしやすく、さらに誤嚥性肺炎を引き起こす可能性もあります。**飲み込みやすいよう、調理を工夫しましょう。

※飲食物が誤って気管から肺に入り、肺の浸透圧に影響が出たり、飲食物についた微生物から感染したりして起こる。重症になると命が奪われることも。

飲み込むときののどの仕組み

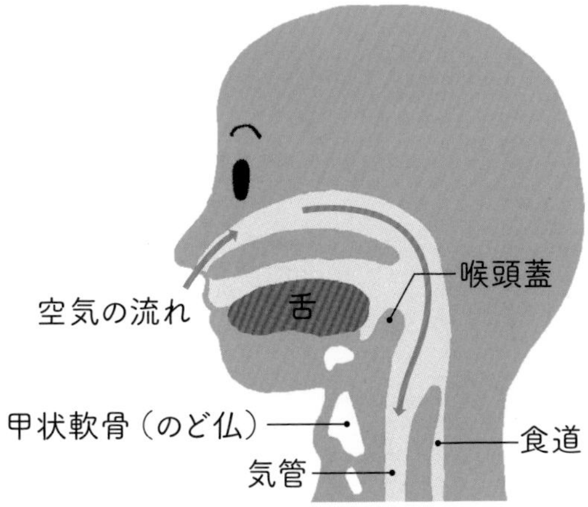

1
食べ物が口の中にないとき

気道にふたをする役目がある喉頭蓋が開いている。

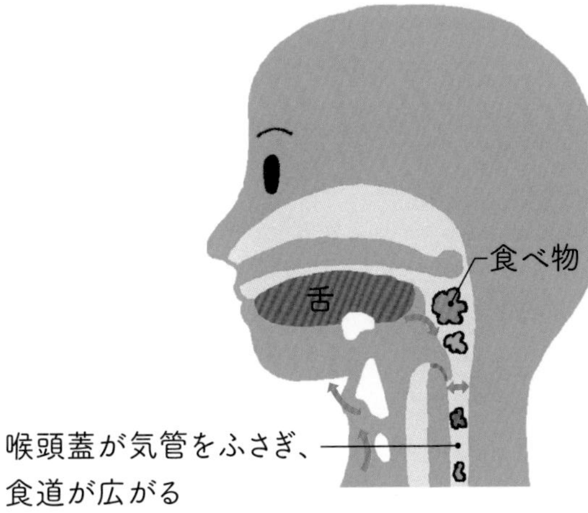

2
食べ物が口の中に入ったとき

嚥下反射によって喉頭蓋が気管をふさぐ。同時に食道が広がって食べ物が入りやすくなる。

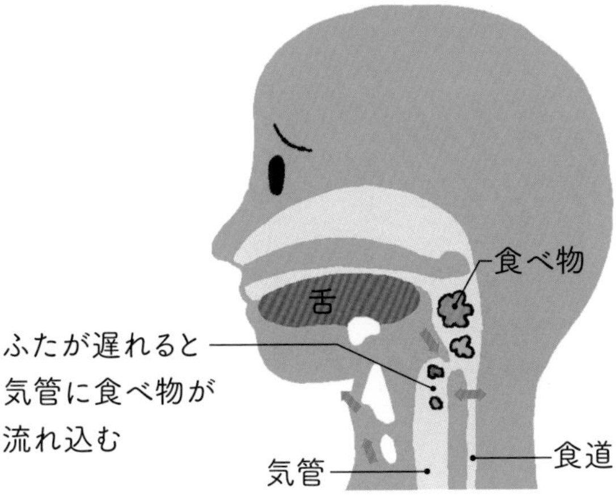

3
誤嚥したとき

のどの筋力の低下などから、気管にふたをするのが遅れ、食べ物が入ってしまう。

歯やかむ力に応じて食事を工夫

歯が悪くなると かむ力が大きく低下

高齢になり、虫歯や歯周病などで歯を失うと、かむ力は残った歯で分担するので、若いときのように力が入らなくなります。また、歯周病で歯がグラグラしたり、歯茎がはれたりすることもあるでしょう。歯が悪くなると、かむ力（咀嚼力《そしゃくりょく》）を大きく低下させてしまいます。

歯とまわりの筋肉は 連動して働いている

かむ力には歯だけではなく、口のまわりの筋肉も関係しています。

食べ物をかむときは、耳の下にある顎《がく》関節を軸にして下あごを動かします。上下だけでなく、左右にも動かして食べ物をだんだん小さくします。私たちは食べ物のかたさや大きさによって、巧みに下あごの動きを変えて食べているのです。

さらに、上あごやほお、舌、唇もうまく連動させなければなりません。**歯とそのまわりの筋肉がお互いにバランスをとりながら、協調して動くことでかむことができる**のです。

かむ力に合わせて 飲み込みやすい食事に

ところが、筋肉は年齢とともに衰えてきます。**口を大きく開けられない、食べ終わるまでに時間がかかる、食べ物がいつまでも口の中にある、今まで食べられていたものが食べにくくなったなどは、かむ力が低下してくるとみられる症状**です。

ただし、口の衰えを感じてきたからといって、やわらかい食べ物ばかりを食べていると、かむ回数が少なくなります。そうなると、唾液の分泌量が減り、口の中で食べ物を小さくしていくことができず、かえって飲み込みづらくなります。少しでもかむ力が残っているならば、その状態に合った食材を選んだうえで、かみやすく、飲み込みやすい食事にすることが大切です。

食材の選び方

肉

○ ほどよく脂肪がある部位

ヒレ肉やもも肉よりも、ロースやばら肉のほうが、脂がほどよく溶け出して食べやすい。ひき肉はそのまま加熱するとボロボロして食べづらいので、つなぎを入れて練る。

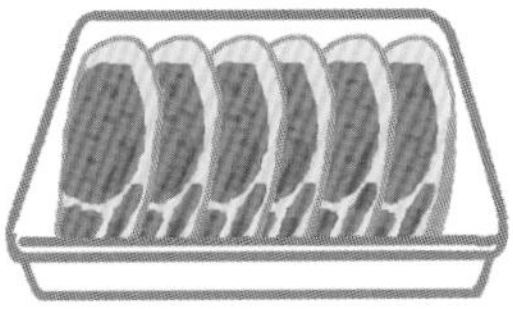

野菜

△ 繊維が多い野菜はかみ切れず、口の中に残りやすい

ごぼう、ふき、れんこん、たけのこ、ねぎ、にらなど繊維が多い野菜は避けるか、繊維に垂直に切り、やわらかくゆでる。

△ いも類はパサパサしやすい

口の中でかたまりにくいいも類は、つぶしてとろみをつける。

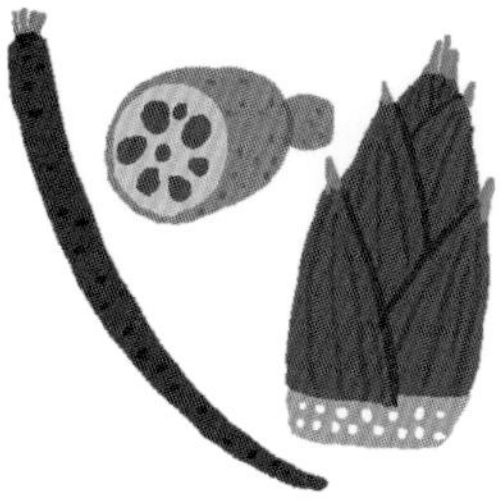

魚介類

○ 加熱しても身が締まらない魚介類

かれい、ひらめ、きんめだい、たちうお、銀だら、かに、かきなど。

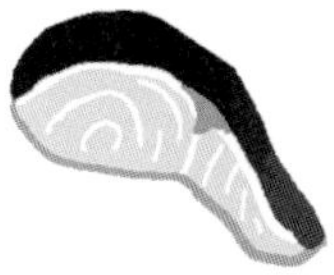

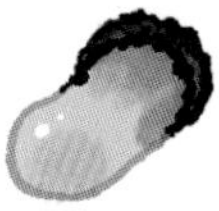

○ 刺身で食べやすい魚介類

筋の少ないまぐろ、ほたての貝柱、甘えびなど。

○ 魚の缶詰

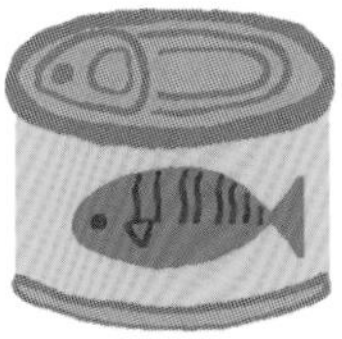

さばやさけの缶詰はやわらかく加工されている。

△ 加熱により身がかたくなる魚介類

かつお、かじき、まぐろ、さけなど。ホイル焼き、タルタルソースを利用。ほぐしてとろみをつけるなどの調理法にする。

△ 刺身でかみにくい魚介類

いか、たこはかみ切るのが難しいので、細かく隠し包丁を入れる。

果物

△ かたい果物や酸味がある果物

りんご、なし、柿はかたく、柑橘類は酸味がのどを刺激する。パイナップルは繊維が口の中に残りやすい。りんごやなしは、砂糖と煮てコンポートにする。

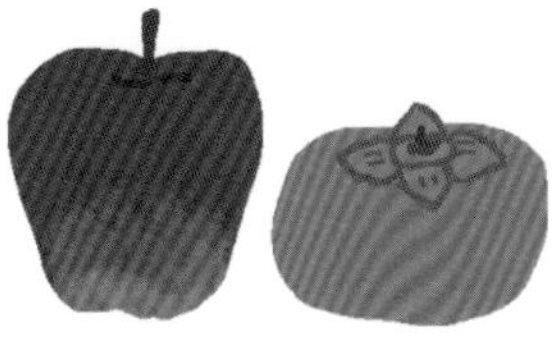

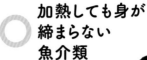

食べやすくする切り方

肉

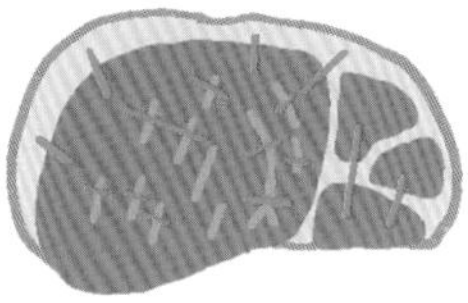

筋や繊維を断つように切る

赤身と脂身の間に切り込みを入れる。赤身の部分は包丁の刃先でつついて繊維を切る。さらに包丁の背や肉たたきでたたくと、やわらかくなる。

そぎ切りにする

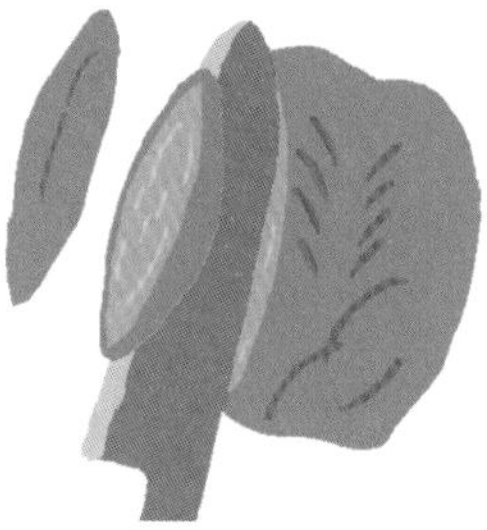

鶏むね肉やもも肉、豚ヒレ肉などは繊維を切るように斜めにそぐように切る。

野菜

繊維を断つように切る

白菜、キャベツ、レタス、ほうれん草などは縦に入っている繊維を断つように切る。

にんじん、ごぼうは斜め切りにしてから細切りにする。

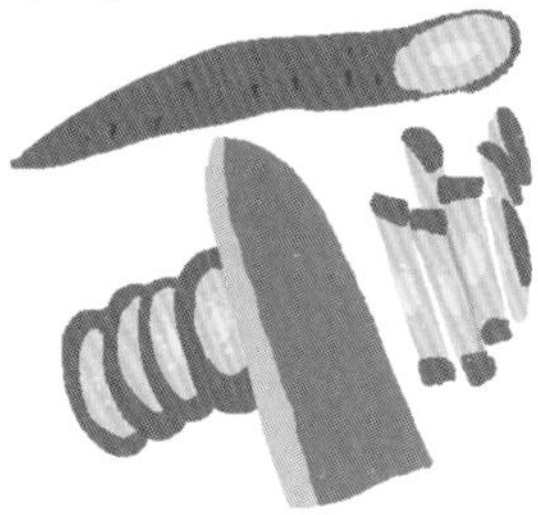

玉ねぎは繊維を切るように横に切る

隠し包丁を入れる

大根を煮るときは、厚めに皮をむき、面とりをして隠し包丁を入れる。十文字だけでなく、かたさや大きさによって多めに入れる。

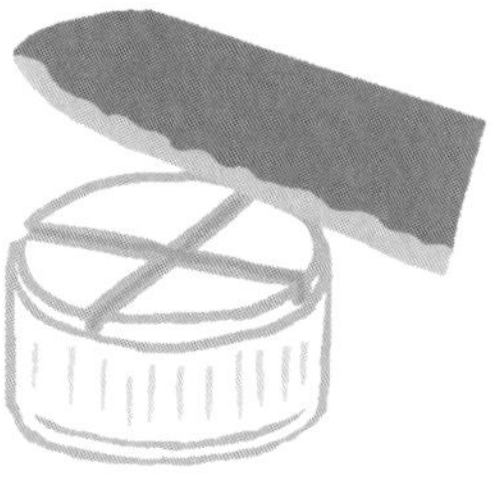

芯はそぎ切りにする

白菜の芯はそぎ切りにすると食べやすくなる。

かみやすい厚さに切る

煮物用の乱切りは5㎜～1㎝厚さ、汁物用のいちょう切りは2～3㎜厚さが目安。

食べやすくする調理法

肉

薄切り肉は巻く、重ねる

薄切り肉は数枚重ねて巻き、スティック状にするとかみやすくなる。カツも薄切り肉を重ねてミルフィーユカツにするとやわらかい。

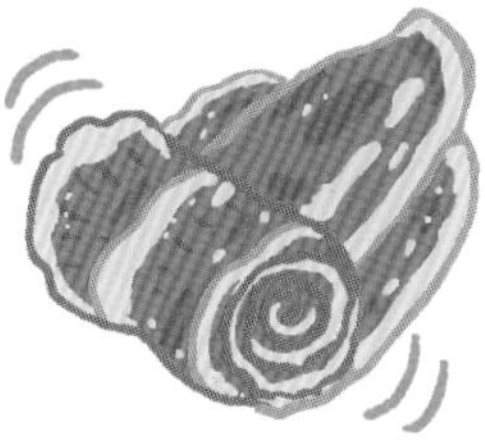

ひき肉はつなぎを加える

卵や片栗粉などのつなぎを加えて練るとしっとりする。

片栗粉でうま味を閉じ込める

片栗粉や小麦粉をまぶしてから焼いたりゆでたりすると、肉のうま味や水分が逃げず、やわらかくなる。

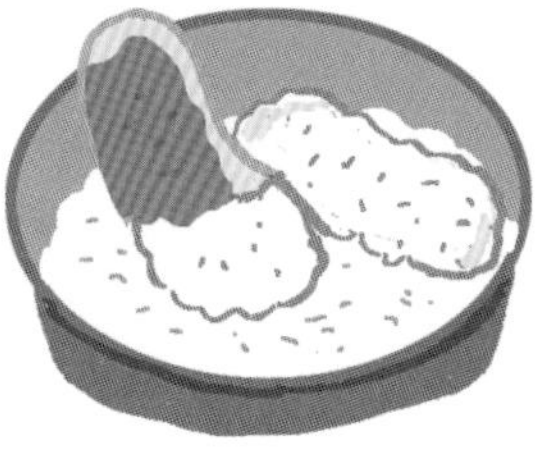

すりおろした野菜や果物に漬け込む

肉をやわらかくする作用のあるしょうが、玉ねぎ、りんごなどのすりおろしに漬ける。

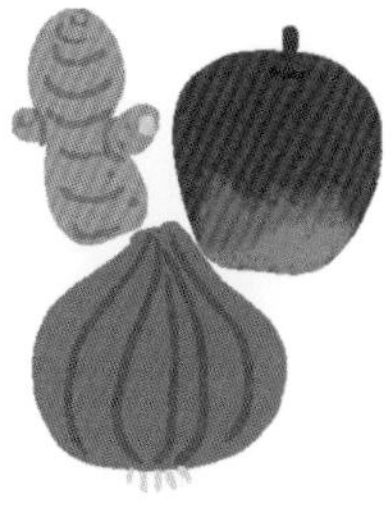

魚介類

煮魚は煮汁にとろみをつける

煮上がってから魚を取り出し、水溶き片栗粉で煮汁をあんにする。

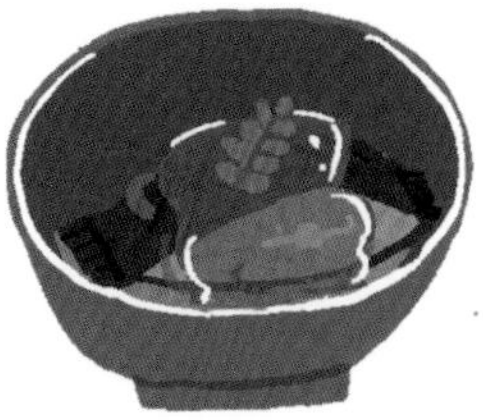

蒸し料理にする

加熱すると身がかたくなる魚は、ホイル焼きなどの蒸し料理にするとやわらかくなる。

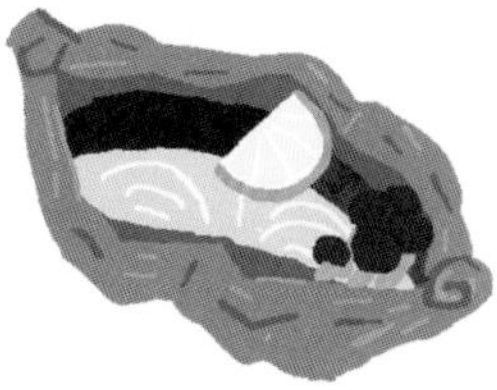

焼く直前に塩をふる

焼く直前に塩をふると身がかたくならない。

野菜

長めにゆでる、炒める前に下ゆでする

歯茎でつぶせるぐらいを目安にやわらかくゆでる。炒め物も、さっとゆでてから炒めることでやわらかくなる。

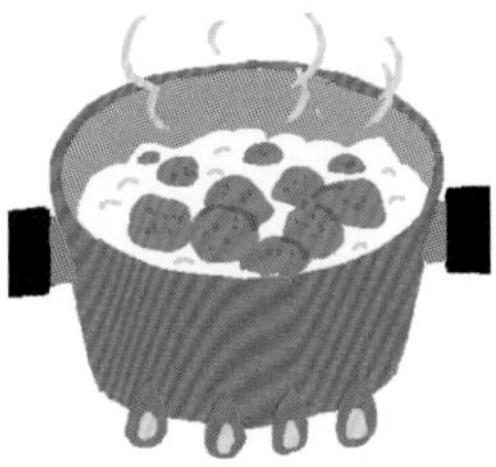

飲み込みやすくする工夫

口の中でバラけるものや飲み物には注意

口に入った食べ物をかむと、唾液が出て、かみ続けると自然とかたまり（食《しょっ》塊《かい》）になり、飲み込みやすい状態になります。口の中でバラけしまうと、誤嚥《ごえん》の原因になることがあるので、食塊をつくることはとても大切です。

飲み込みにくい食品には、次のようなものがあります。

1　パサパサした食材

こふきいもやふかしいも、クッキーやクラッカー、パン、カステラなどのパサパサしたものは水分が少なく、口の中でまとまりにくくなります。また、唾液と混ざると粘り気のあるかたまりになり、口の中に残ったり、無理に飲み込もうとするとのどに詰まらせたりする恐れもあります。**いもは煮汁を多くした煮物にしたり、つぶしてマヨネーズであえたりしてなめらかに。クッキーやパン、カステラなどは飲み物と交互にとりましょう。**

2　サラサラした液体

液体はのどをすべるように速いスピードで落ちていくので、誤嚥の原因になりがちです。**とろみをつけてゆっくり飲むようにしましょう。**

3　大きさやかたさがふぞろい

刻んだ食材の大きさがふぞろいだったり、かたさが違う食材が含まれていたりすると、かむのが難しく、口の中でかたまりをつくりにくくなります。

4　ペラペラした食材

のり、きゅうりの薄切り、ウエハース、最中《もなか》の皮などは、口の中に張りついてしまいます。のりはつくだ煮で代用したり、きゅうりは少し厚めに切って切り込みを入れたり、ウエハースなどは飲み物と交互にとりましょう。

5　酸味が強い食材

酢の物、ポン酢しょうゆなどは、むせを誘発しやすくなります。**酢はだし汁で酸味を薄めましょう。**

6　口の中でバラけるもの

そぼろ、おから、チャーハンなど口の中でバラけるものは、とろみをつけるか、あんかけなどに。

とろみのつけ方

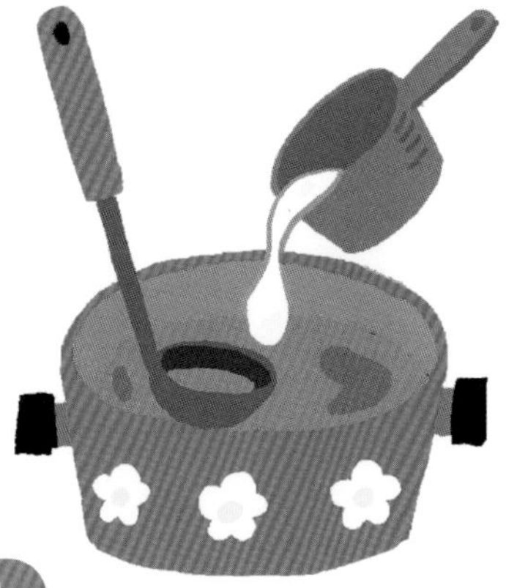

片栗粉でとろみをつけるコツ

とろみをつけるとき、よく使われるのが片栗粉です。片栗粉はじゃがいものでんぷんからできたもの。でんぷんは水と熱によってのり状（糊《こ》化《か》）になります。

- 片栗粉はあらかじめ水でよく溶く。
- 料理に加えるときはいったん。火からおろすか弱火にする。
- 回し入れて全体をよく混ぜる。
- 強火にして1分ほど加熱して火を止める。

ポイント

回し入れてから加熱しすぎると、とろみがつきにくく、また加熱が不十分だと、冷めたときにとろみが消えるので注意。

とろみに利用できる食材

野菜

すりおろした山いも、じゃがいも、れんこん、刻んだオクラなど

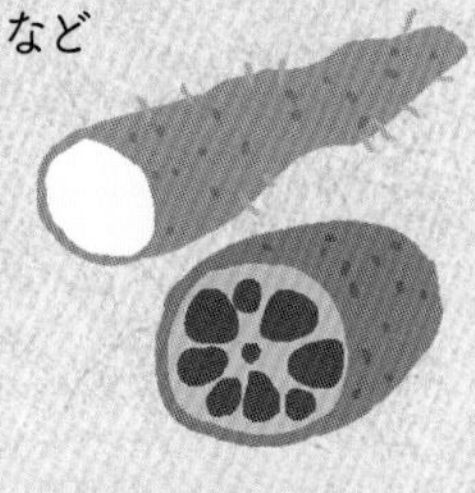

乳製品

ヨーグルト、クリームチーズ、生クリーム、アイスクリームなど

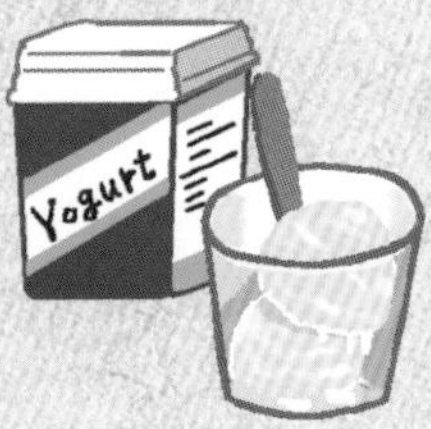

油脂やソース

マヨネーズ、クリーミータイプのドレッシング、ホワイトソース、タルタルソースなど

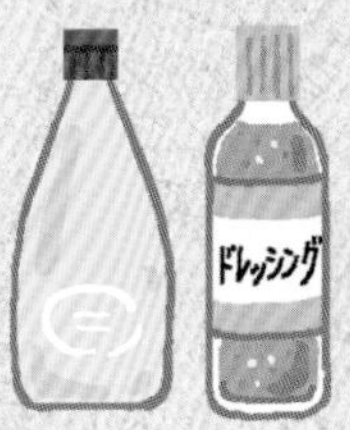

とろみ剤（とろみ調整食品）

とろみ剤にはさまざまな種類があり、商品によって使用方法が異なるので、商品のパッケージを参照する。液体にとろみ剤を入れたらすぐによくかき混ぜ、とろみの強さや温度を確認してから使用する

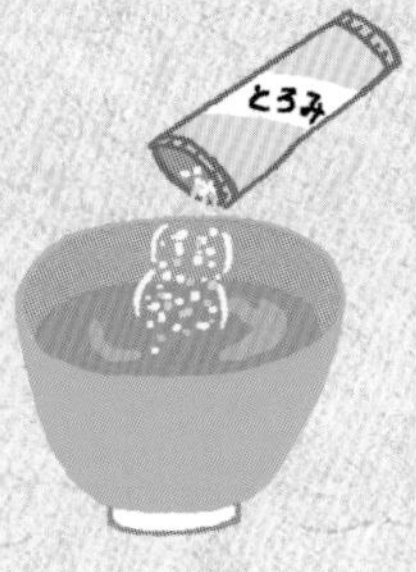

その他

小麦粉、コーンスターチ、くず粉、ゼラチン、ねりごま、みそなど

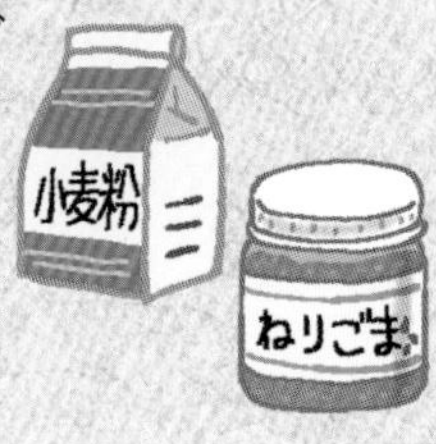

「共食」で楽しくおいしく

家族などと一緒に食べる「共食」のメリット

高齢期になると低栄養状態に陥る原因としては、消化吸収力が低下したり、かむ力や飲み込む力が低下したりするといった身体的な原因のほかに、食欲の低下や偏った食事内容などがあげられます。

では、それらを改善するにはどうしたらよいのでしょうか。

一つに、家族や友人などと一緒に食べる「共食」があげられます。農林水産省の調査では、**共食をしている人はひとりで食事をする「孤食」の人に比べて、会話の機会がある、緑黄色野菜や果物を摂取する機会が多い、起床・就寝時間が早い、自分が健康だと感じられる、などのメリットがある**としています。

さらに、**孤食が多い高齢者は、うつ傾向の人が多い**ことも報告されています。

つまり、誰かと一緒に食事をすることは、食欲を維持し、健康的にすごすための重要なカギとなるのです。

おしゃべりしながら楽しく、ゆっくり味わう

近年は、独居世帯や日中ひとりで暮らしている高齢者が増えています。農林水産省の調査では、60歳代の男性の4人に1人、60歳代の女性の5～6人に1人が「家族と一緒に朝食を食べることはほとんどない」と答えています（P75グラフ参照）。夕食だと、家族と一緒に食事をする頻度は高くなりますが、配偶者が施設に入所したり、亡くなったりして孤食になる人も少なくありません。

毎日は無理でも、週に数回、家族や友人と食事をとる機会をつくってはどうでしょうか。おしゃべりをしながら、食事をおいしくゆっくり味わうのは楽しいものです。

家族や友人とのコミュニケーションは、脳や体への刺激にもなります。

ときには郷土料理などを取り入れたり、鍋やホットプレートの料理にしたり、記念日はサプライズメニューにしたりすると、より会話がはずむでしょう。

共食のメリット

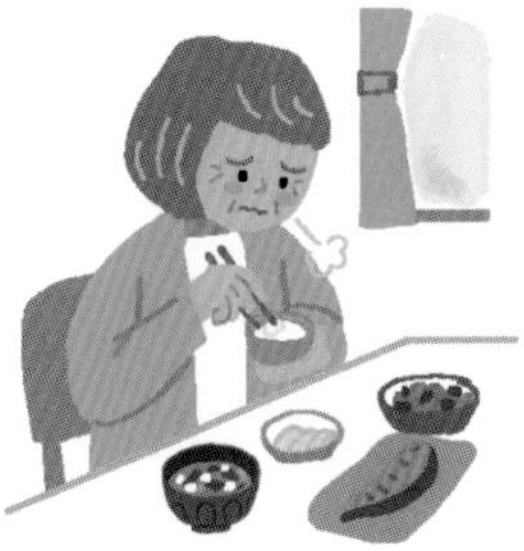

孤食のリスク

- 簡素な食事で済ませたり、欠食したりする
- 同じようなメニューになり、栄養バランスが偏る
- 低栄養、肥満になりやすい
- 食欲不振やうつを発症しやすい

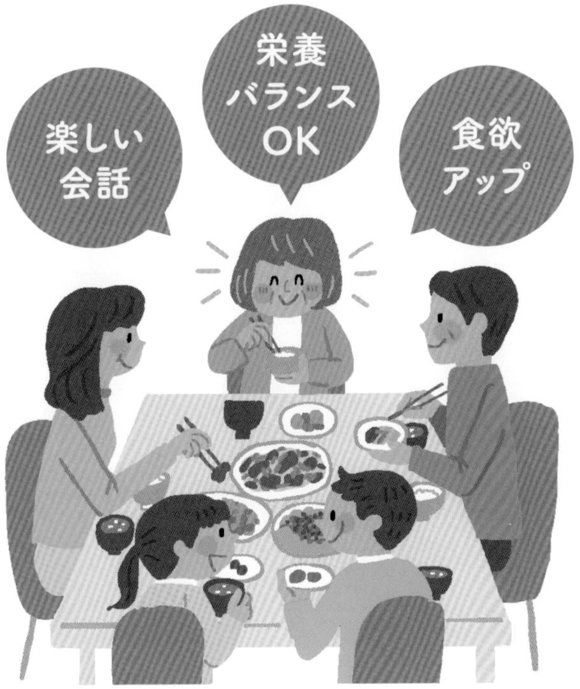

共食でリスクを回避!

家族と一緒に朝食を食べる頻度（単位:%）

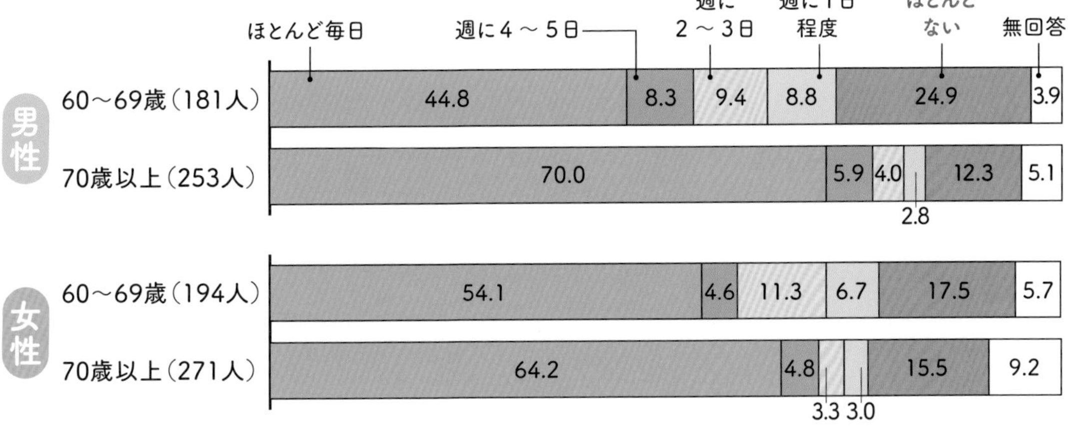

出典：農林水産省「食育に関する意識調査報告書」（令和4年）

自炊にこだわらず、家族や友人と外食も

　食事づくりから解放されるために、ときには外食をしてみてはいかがでしょう。手間のかかる料理、自分ではなかなか調理できないエスニック料理、ちょっとゴージャスな料理など、好きなものを外食で食べるのは、よい気分転換にもなります。

　できれば、ひとりよりも家族や親しい友人などと、おしゃべりしながら食べると、もっとおいしく感じます。月に１回または数回、ランチでもよいので、外食することをおすすめします。

　高齢期になると、家に閉じこもりがちになりますが、外食の予定を立てると、外出するきっかけとなり、さまざまな人とふれ合う機会が増えます。社会とのつながりがなくなると、フレイルに進みやすくなります。積極的に外に出て、人と会話をする機会を持ちましょう。

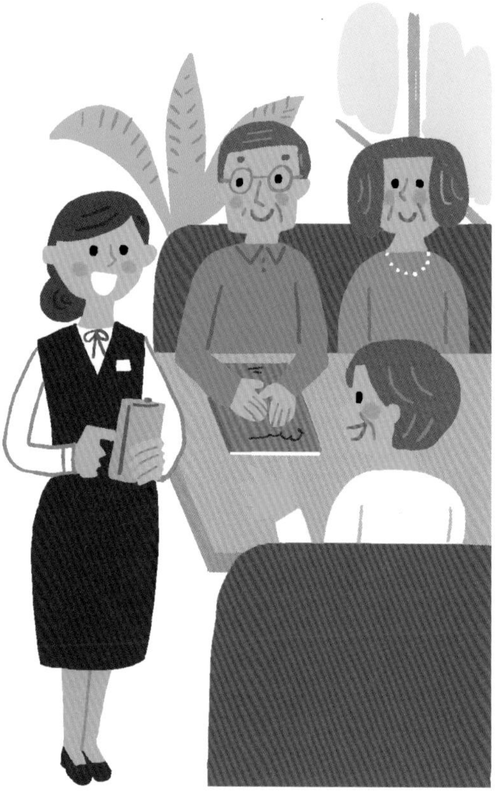

ほどよい近所づきあいや、多様な社会参加がフレイルを予防

　東京都の大田区元気シニア・プロジェクトで行った調査によると、近所づきあいが少ない地域に住んでいる人は外出する機会が少なく、身体活動量が低い傾向があった。また、家族と同居、ひとり暮らしに関係なく、普段ひとりで食べている人のほうが、誰かと食事をしている人に比べて、フレイルのリスクが２倍ほど高いことがわかった。

　こうした結果から、日頃から近所の人や友人などと、話ができているかどうかが、フレイルと関係が深いことがわかってきた。気心が知れた人とのおしゃべりは、ストレス解消にもなる。心身の健康のためにも、人づきあいを大切にしよう。

Part 4

多様食に役立つメニュー

1日10の食品群をとるのに役立つ
簡単でおいしくつくれるレシピを紹介します。
さまざまな食材から、体に必要な栄養をとりましょう。

多様な食品を食べて健康長寿に

新しい料理にも挑戦しながら いろいろな食品を食べよう

体に必要な多様な栄養をとるには、1日10の食品群（P29参照）をとることを目標に、献立づくりをすることが大切です。でも、自分の料理レパートリーがあまり多くないと、つい簡単につくれる定番おかずや、得意とするおかずに偏りがちになります。

多様食にするためには、自分がつくらないメニューに挑戦するのもよいでしょう。この章では、簡単でおいしいレシピを紹介しています。主菜、副菜、汁物を上手に組み合わせて、バラエティに富んだ食材から栄養をとりましょう。

本書で紹介するレシピの組み合わせ献立例

主菜 さわらのとろろ蒸し（P88参照）

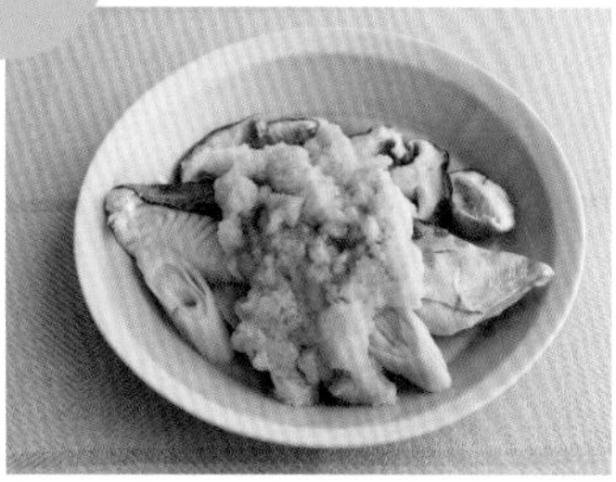

副菜 にんじんとひじきのナムル（P97参照）

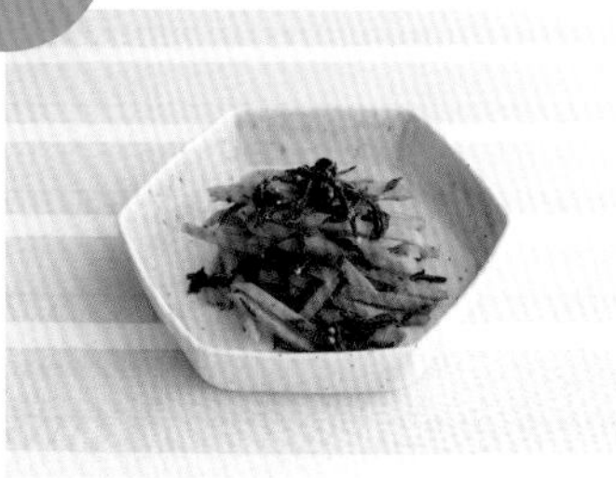

汁物 冷凍かぼちゃとほうれん草のミルクみそ汁（P111参照）

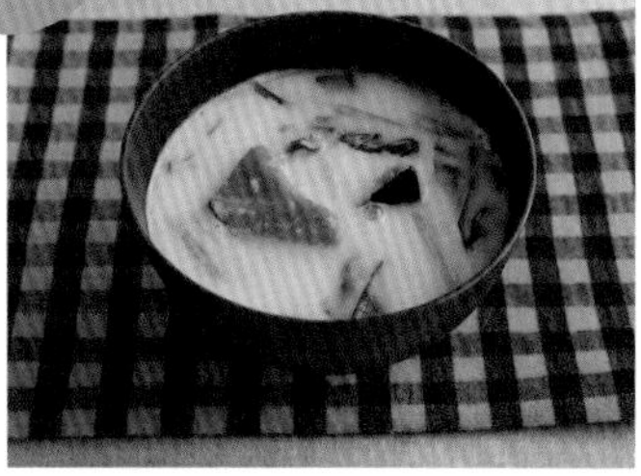

＋ごはん

肉	魚介	卵	乳製品	大豆製品
海藻	野菜	果物	いも	油脂

DVSは5点

ほかの2食とおやつで、肉、卵、大豆製品、果物を食べれば、1日10の食品群をクリアできる。

レシピの見方とポイント

料理でとれる食品群を表示、あと何をとればよいかが一目瞭然

料理でとれる食品群を色で表示。1日10の食品群（P29参照）をとるためには、ほかにどの食品群をとればよいのかが、ひと目でわかるようになっています。10の食品群のチェックシート（P31参照）を記入するときにも便利です。

！ 野菜は緑黄色野菜のことを指します。
みそ汁のみそなど、調味料として使われているものは、10の食品群にカウントされていません。

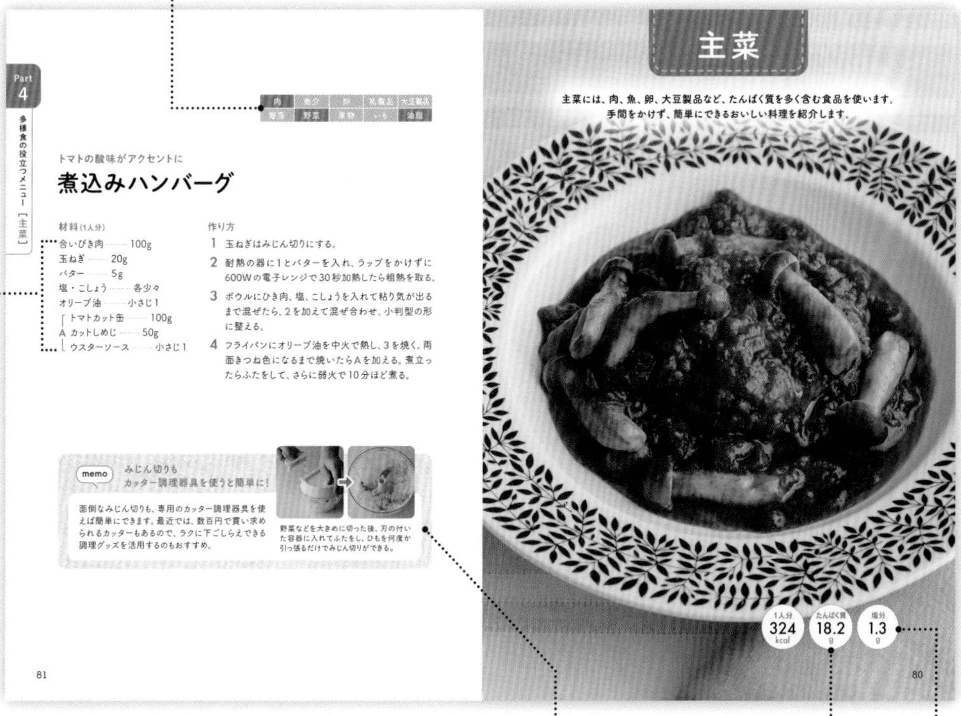
Part 4
多様食の役立つメニュー［主菜］
肉
野菜
いも
油脂
トマトの酸味がアクセントに
煮込みハンバーグ
材料（1人分）
合いびき肉……100g
玉ねぎ……20g
バター……5g
塩・こしょう……各少々
オリーブ油……小さじ1
A トマトカット缶……100g
A カットしめじ……50g
A ウスターソース……小さじ1
作り方
1 玉ねぎはみじん切りにする。
2 耐熱の器に1とバターを入れ、ラップをかけずに600Wの電子レンジで30秒加熱したら粗熱を取る。
3 ボウルにひき肉、塩、こしょうを入れて粘り気が出るまで混ぜたら、2を加えて混ぜ合わせ、小判型の形に整える。
4 フライパンにオリーブ油を中火で熱し、3を焼く。両面きつね色になるまで焼いたらAを加える。煮立ったらふたをして、さらに弱火で10分ほど煮る。
memo
みじん切りもカッター調理器具を使うと簡単に！
面倒なみじん切りも、専用のカッター調理器具を使えば簡単にできます。最近では、数百円で買い求められるカッターもあるので、ラクに下ごしらえできる調理グッズを活用するのもおすすめ。
野菜などを大きめに切った後、刃の付いた容器に入れてふたをし、ひもを何度か引っ張るだけでみじん切りができる。
81
主菜
主菜には、肉、魚、卵、大豆製品など、たんぱく質を多く含む食品を使います。
手間をかけず、簡単にできるおいしい料理を紹介します。
1人分 324 kcal
たんぱく質 18.2 g
塩分 1.3 g
80

主菜はたんぱく質の量を表示

塩分量を表示

材料は基本的に1人分 少量の材料でつくれて無駄がない

ひとり暮らしの場合、2人分の材料のレシピだと余って食べきれなかったりするので、1人分のレシピを紹介しています。2人分をつくりたい場合は、材料の量を2倍にすればOK。なお、煮込み料理は、つくりやすい量／2人分の材料になっています。

知って得する料理の情報や栄養情報などを「memo」で紹介

料理の特徴や栄養、ほかの食材でのバリエーション、調理時間を短縮させる市販品、調理作業がラクになる調理グッズなど、知っておくと役立つお得情報を紹介しています。

- **大さじは15ml**
- **小さじは5ml**
- **1カップは200ml**

◎電子レンジの加熱時間は600Wに設定した場合の時間。500Wの場合、1.2倍を目安にしてください。
◎フライパンはフッ素樹脂加工のものを使用しています。

主菜

主菜には、肉、魚、卵、大豆製品など、たんぱく質を多く含む食品を使います。
手間をかけず、簡単にできるおいしい料理を紹介します。

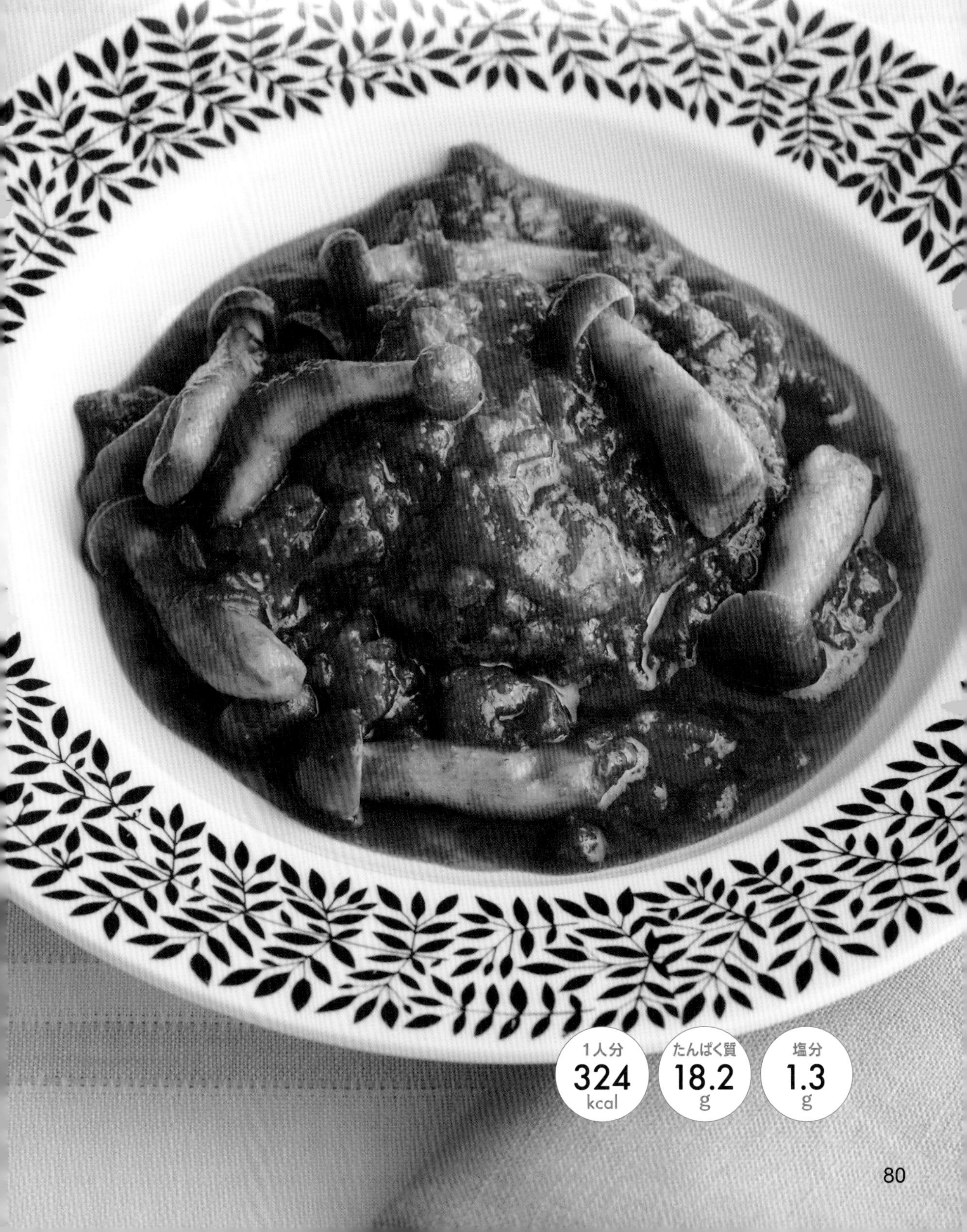

1人分 324 kcal
たんぱく質 18.2 g
塩分 1.3 g

肉	魚介	卵	乳製品	大豆製品
海藻	野菜	果物	いも	油脂

トマトの酸味がアクセントに

煮込みハンバーグ

材料（1人分）

合いびき肉 ……… 100g
玉ねぎ ……… 20g
バター ……… 5g
塩・こしょう ……… 各少々
オリーブ油 ……… 小さじ1
A ┌ トマトカット缶 ……… 100g
　│ カットしめじ ……… 50g
　└ ウスターソース ……… 小さじ1

作り方

1 玉ねぎはみじん切りにする。

2 耐熱の器に1とバターを入れ、ラップをかけずに600Wの電子レンジで30秒加熱したら粗熱をとる。

3 ボウルにひき肉、塩、こしょうを入れて粘り気が出るまで混ぜたら、2を加えて混ぜ合わせ、小判型に形を整える。

4 フライパンにオリーブ油を中火で熱し、3を焼く。両面きつね色になるまで焼いたらAを加える。煮立ったらふたをして、さらに弱火で10分ほど煮る。

memo

みじん切りも
カッター調理器具を使うと簡単に！

面倒なみじん切りも、専用のカッター調理器具を使えば簡単にできます。最近では、数百円で買い求められるカッター調理器具もあるので、ラクに下ごしらえできる調理グッズを活用するのもおすすめ。

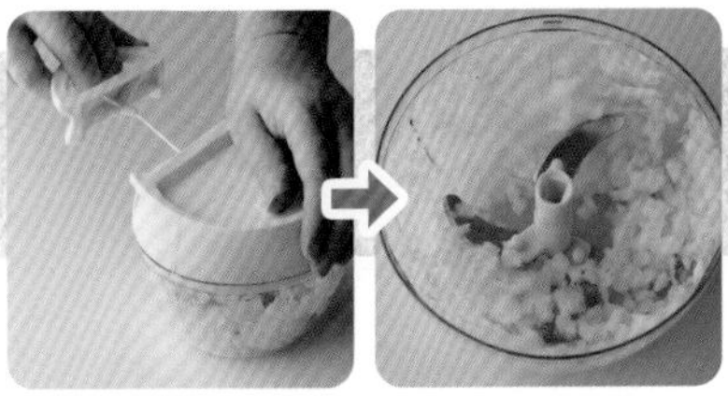

野菜などを大きめに切った後、刃のついた容器に入れてふたをし、ひもを何度か引っ張るだけでみじん切りができる。

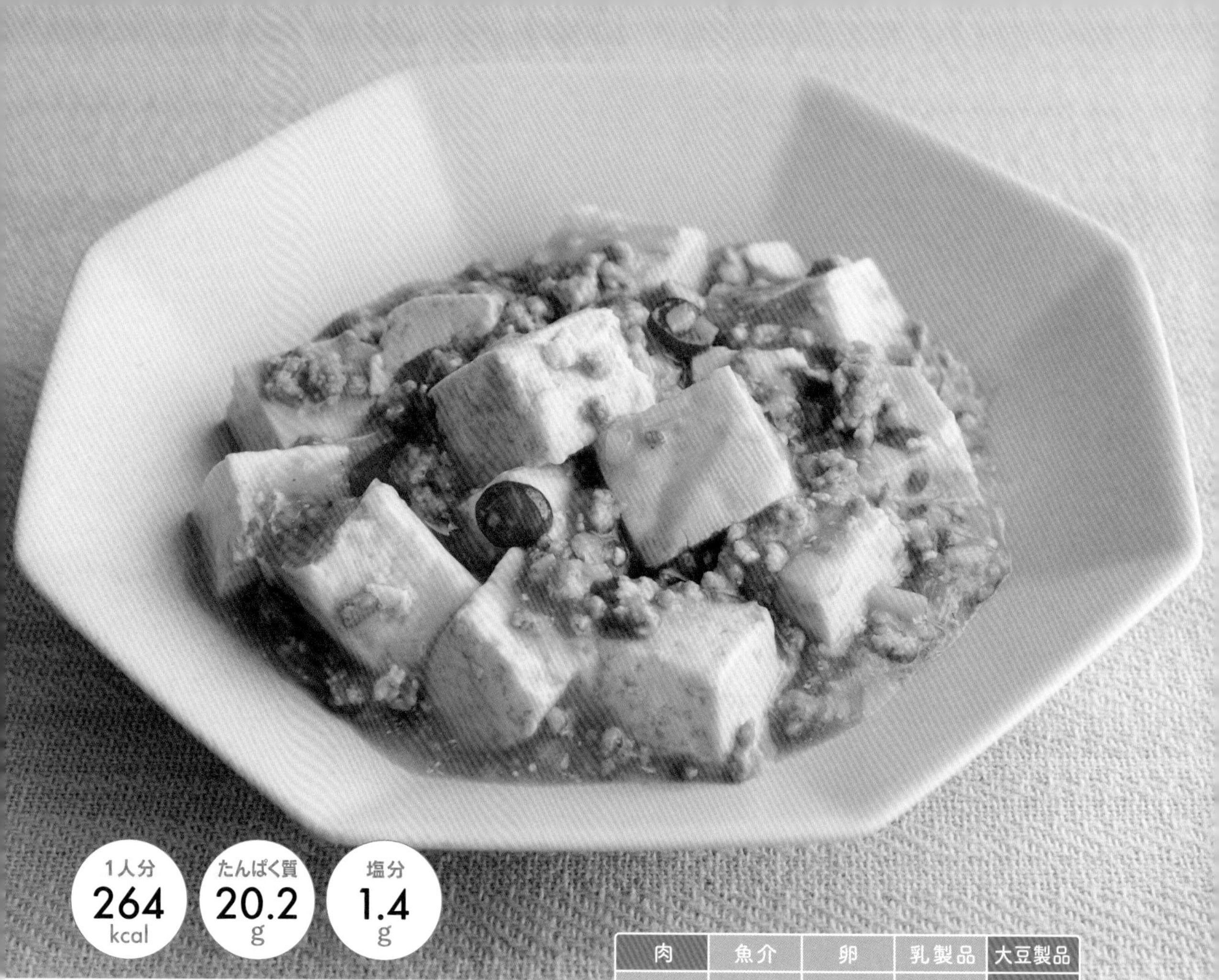

1人分 264 kcal

たんぱく質 20.2 g

塩分 1.4 g

肉	魚介	卵	乳製品	大豆製品
海藻	野菜	果物	いも	油脂

やさしい味わいで食べやすい

和風麻婆豆腐

材料（1人分）

豚ひき肉（赤身）
……50g

木綿豆腐
……1/2丁（150g）

ねぎ……5cm

しょうが・にんにく
（薄切り）……各2枚

赤唐辛子……1/2本

ごま油
……小さじ1と1/2

A
- だし汁……1/2カップ（100mℓ）
- みりん・しょうゆ……各小さじ1
- みそ……小さじ1/2

【水溶き片栗粉】
- 片栗粉……小さじ2/3
- 水……小さじ2

ラー油……少々

作り方

1 豆腐は1.5cmほどの角切りにする。

2 ねぎ、しょうが、にんにくはみじん切り、唐辛子は輪切りにする。

3 フライパンにごま油を中火で熱し、ひき肉、ねぎ、しょうが、にんにく、唐辛子を炒めたら、豆腐とAを加えて混ぜる。

4 煮立ったら弱火にして、さらに5分ほど煮る。水溶き片栗粉を回し入れ、とろみをつけてひと煮立ちさせる。

5 器に盛り、ラー油を好みでかける。

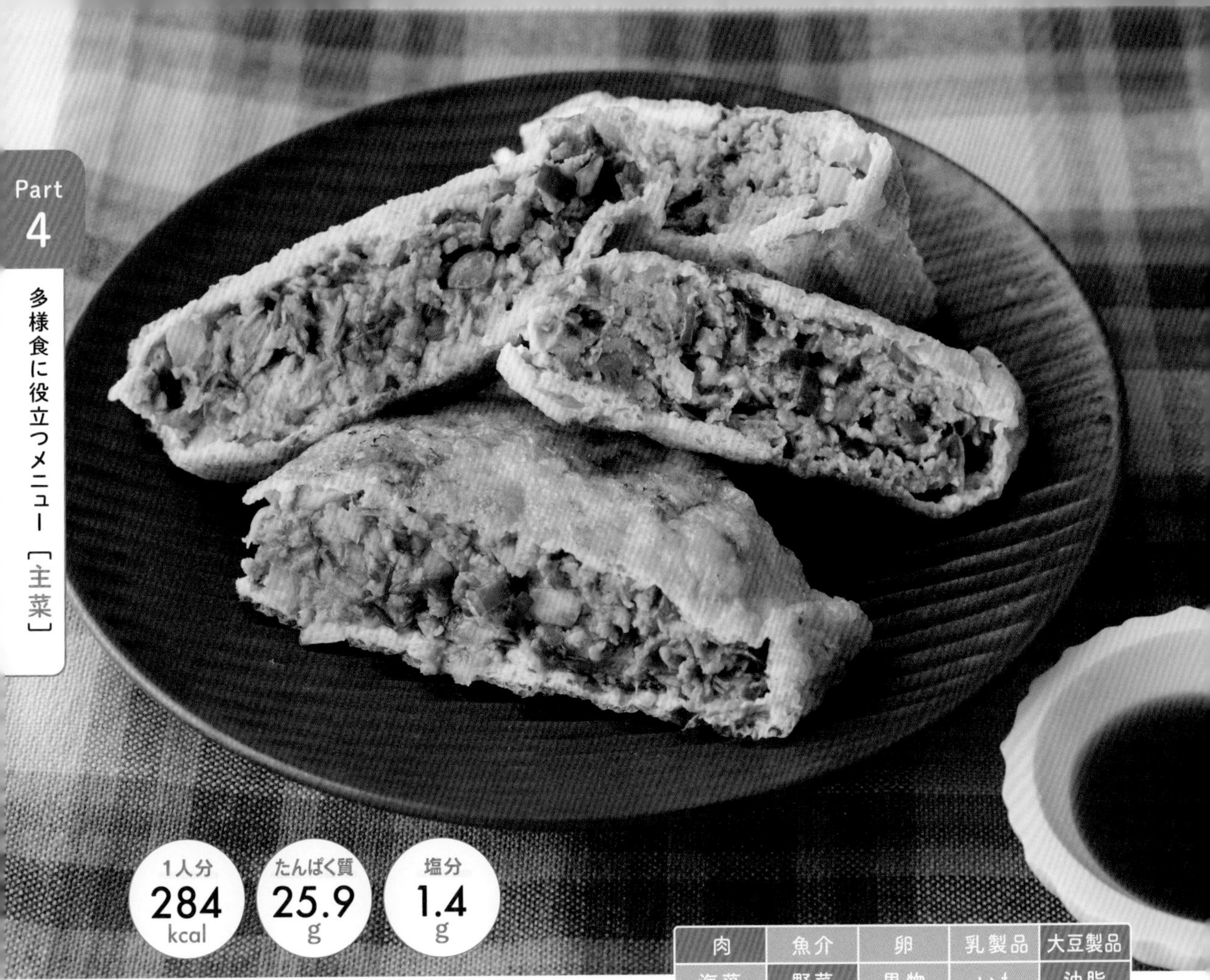

1人分 284 kcal
たんぱく質 25.9 g
塩分 1.4 g

肉	魚介	卵	乳製品	大豆製品
海藻	野菜	果物	いも	油脂

油を使わずカリッと仕上げる

油揚げギョーザ

材料（1人分）

油揚げ …… 1枚
豚ひき肉（赤身） …… 100g
にら …… 20g
キャベツ …… 1/4枚
しょうゆ …… 小さじ1/2
ごま油 …… 小さじ1/2
こしょう …… 少々

作り方

1 油揚げは半分に切る。にらは細かく刻み、キャベツはみじん切りにする。

2 ボウルにひき肉を入れ、しょうゆ、ごま油、こしょうを入れて混ぜたら、にらとキャベツを入れてさらに混ぜ合わせる。

3 油揚げの口を開いて2を詰めたあと、平らに整える。

4 フライパンに油をひかず3を入れ、中火にしてふたをする。フライパンが熱くなったら、弱火にして5分ほど焼き、ひっくり返してさらに5分ほど焼く。

5 切り分けて器に盛り、酢としょうゆ（分量外）を添える。

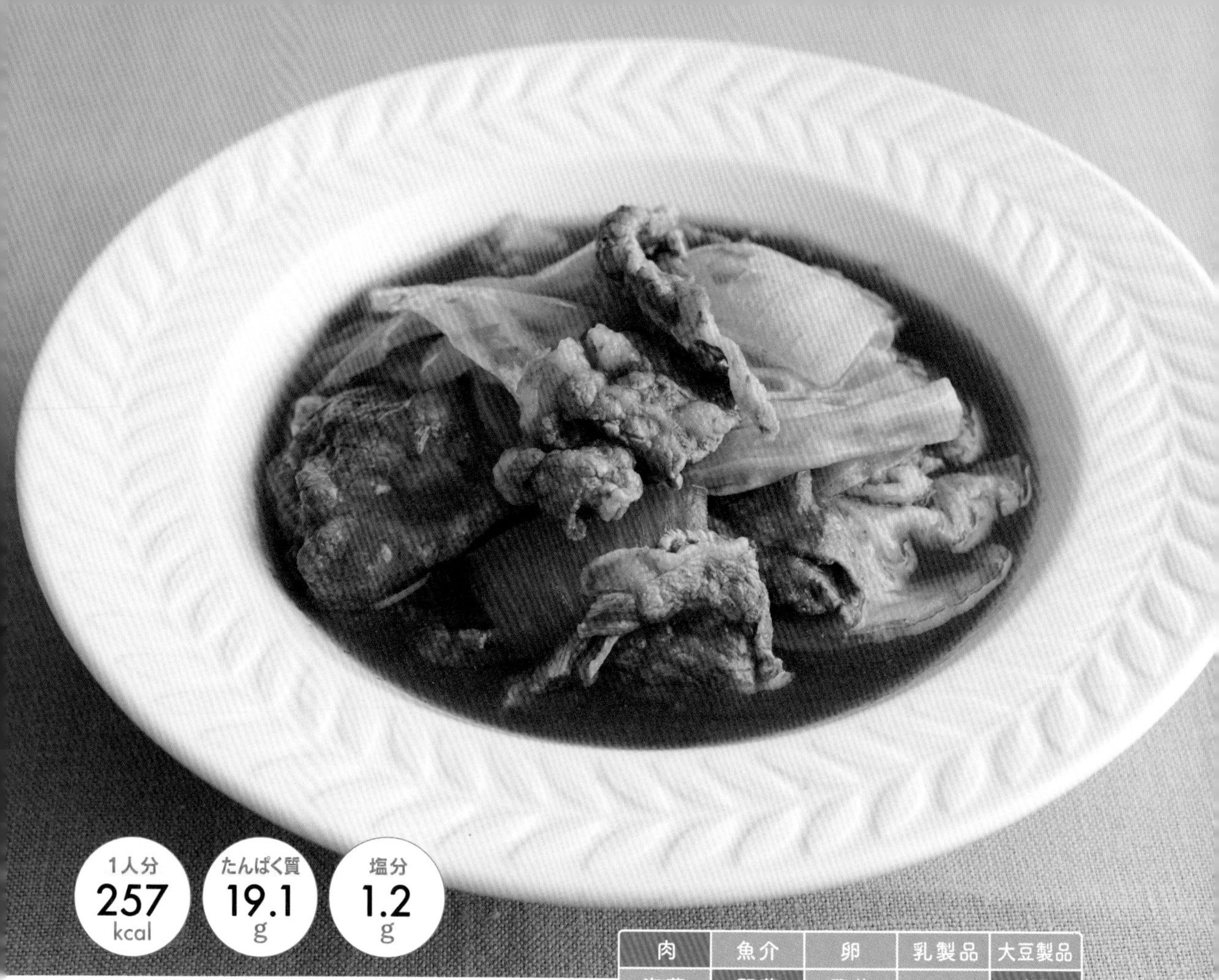

1人分 257 kcal

たんぱく質 19.1 g

塩分 1.2 g

肉	魚介	卵	乳製品	大豆製品
海藻	野菜	果物	いも	油脂

肉と野菜に味がしみ込んでおいしい

牛肉とキャベツの重ね煮

材料（1人分）

牛切り落とし肉 ····· 100g
玉ねぎ ····· 1/4個
キャベツ ····· 1と1/2枚
にんにく（薄切り）····· 2枚
A 水 ····· 1/2カップ（100mℓ）
A 洋風スープの素（顆粒）····· 小さじ1/4
A トマトジュース ····· 1/2カップ（100mℓ）
バター ····· 5g
塩・こしょう ····· 各少々

作り方

1 玉ねぎは角切りにしてほぐし、キャベツは1枚を6等分ほどに切る。

2 牛肉は塩、こしょうをする。

3 鍋にキャベツ、玉ねぎ、肉の順番で重ねていき、Aを加える。

4 3ににんにく、バターを入れて中火で熱したらふたをし、煮立ったら弱火にして10分ほど煮る。

memo 緑黄色野菜をトマトジュースで

リコピンの含まれたトマトジュースを使うことで、キャベツや玉ねぎなどの淡色野菜のほかに、緑黄色野菜の栄養素を手軽にとることができます。なお、トマトジュースの代わりにトマトの水煮缶を使ってもよいでしょう。

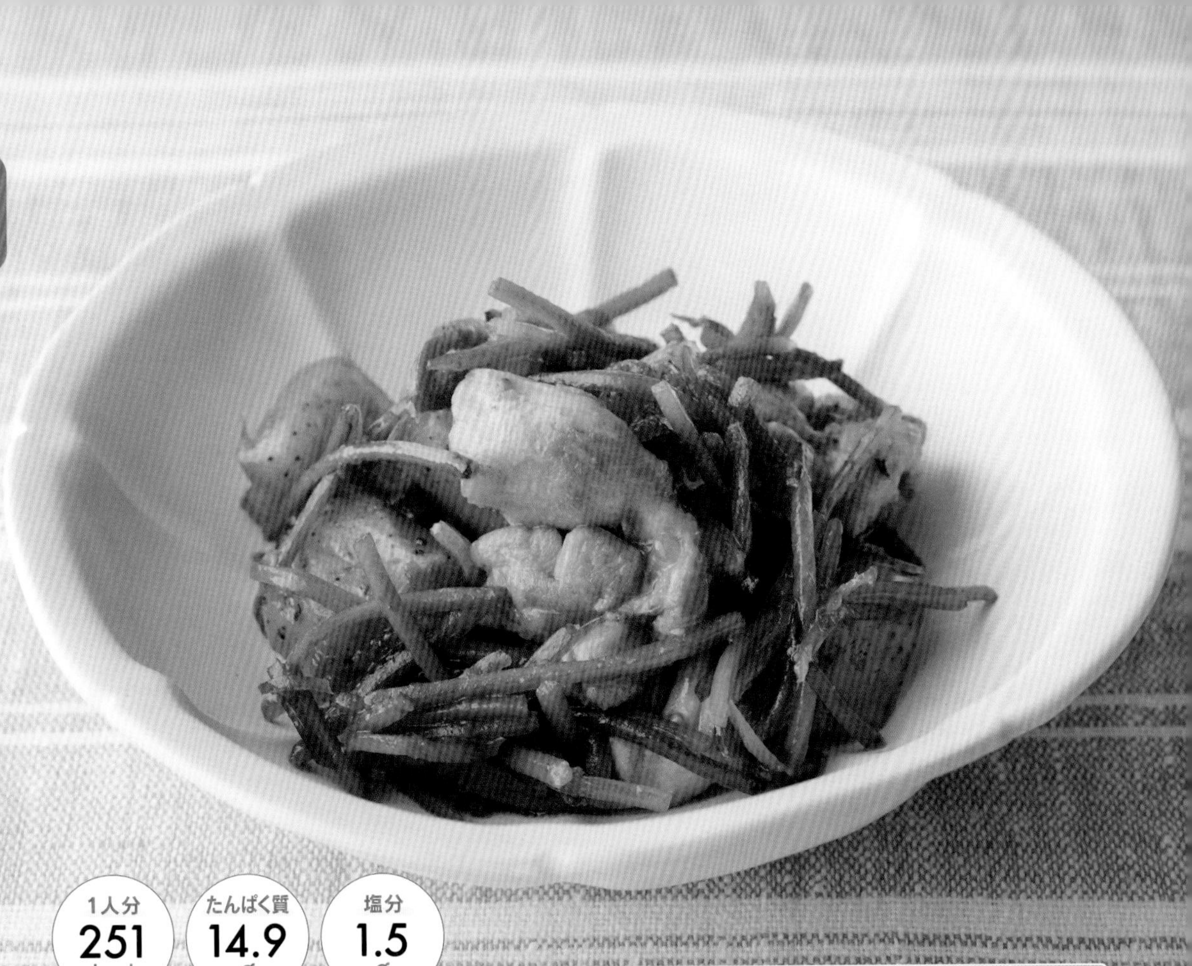

1人分 251 kcal
たんぱく質 14.9 g
塩分 1.5 g

肉	魚介	卵	乳製品	大豆製品
海藻	野菜	果物	いも	油脂

市販のきんぴらを使って

炒り鶏

材料(1人分)

鶏もも肉 …… 80g
こんにゃく …… 50g
ごま油 …… 小さじ1
A
- だし汁 …… 1/4カップ
- 砂糖 …… 小さじ1/2
- しょうゆ …… 小さじ1

きんぴらごぼう(市販品)
…… 30g

作り方

1 鶏肉は表面に切り込みを入れ、一口大に切る。

2 こんにゃくは手で一口大にちぎり、塩(分量外)をふってもんだ後、流水で洗い流して水けを切る。

3 フライパンにごま油を中火で熱し、鶏肉とこんにゃくを炒めたらAを加え、煮立ったらふたをして、弱火で7～8分ほど煮る。

4 市販のきんぴらごぼうを食べやすい長さに切り、3に加えてさっと煮る。

memo 市販のお惣菜を上手に活用

面倒な野菜の下ごしらえをしなくても、市販の野菜のお惣菜を使えば、料理に野菜を簡単にプラスすることができます。味つけがされているので、味をしみ込ませる時間がいらず、調理時間を短縮できます。

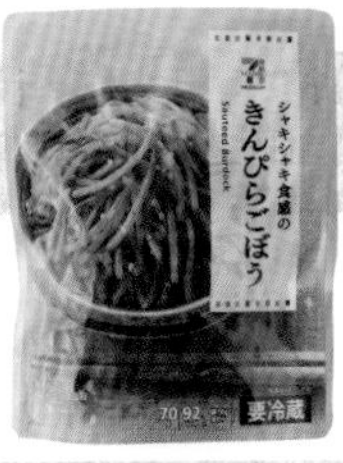

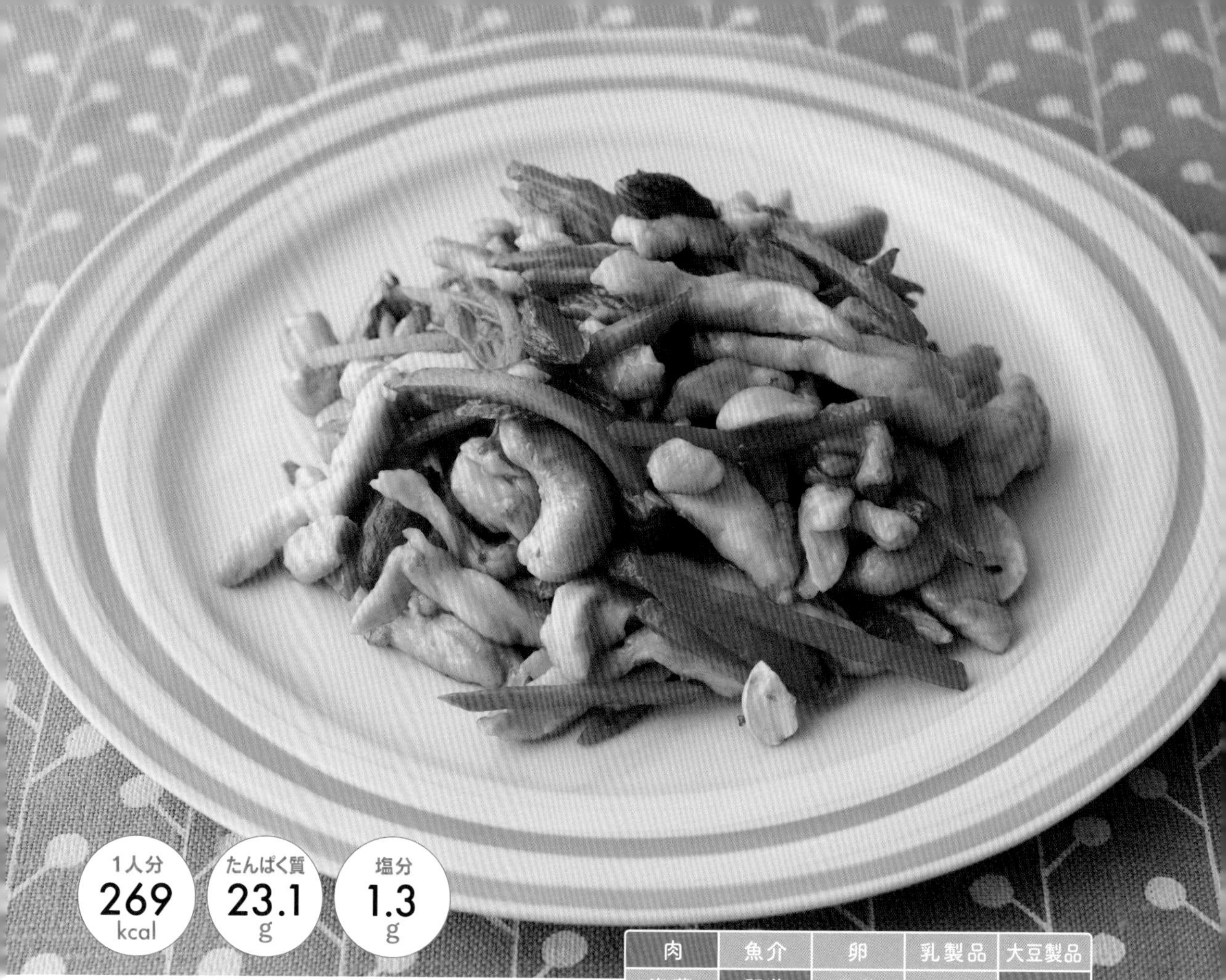

1人分 269 kcal
たんぱく質 23.1 g
塩分 1.3 g

肉	魚介	卵	乳製品	大豆製品
海藻	野菜	果物	いも	油脂

ナッツの食感がアクセントに

ささみとにんじんとナッツの甘酢炒め

材料（1人分）

ささみ …… 2本（100g）
にんじん …… 40g
無塩ローストミックスナッツ …… 大さじ1と1/2
塩・こしょう …… 各少々
片栗粉 …… 小さじ1/2
サラダ油 …… 小さじ1
A 酢・砂糖・しょうゆ …… 各小さじ1

作り方

1 ささみはせん切りにし、塩、こしょう、片栗粉と混ぜる。にんじんはせん切り、ナッツ類は粗く刻む。

2 フライパンに油を中火で熱し、ささみをほぐすように炒め、続けてにんじんを加えて炒める。

3 2にAとナッツを加え、炒め合わせる。

memo **ナッツ類は細かく刻まない**

アーモンド、カシューナッツなどのナッツ類は、細かく刻むとむせたり、歯に挟まったりするので粗く刻むのがポイントです。ナッツのおいしさと食感を楽しみながら、自分でよくかんで食べるようにしましょう。

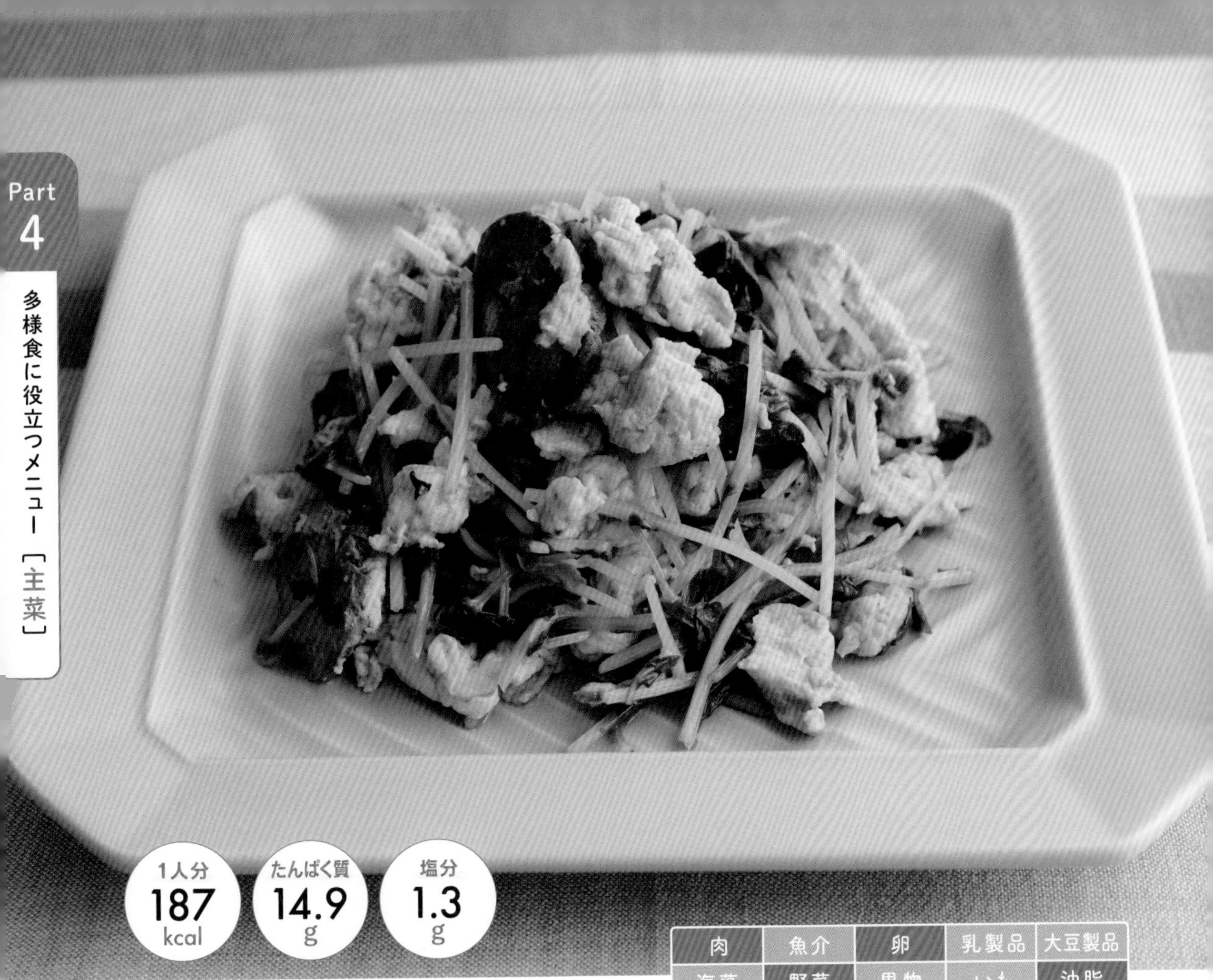

1人分 187 kcal
たんぱく質 14.9 g
塩分 1.3 g

肉	魚介	卵	乳製品	大豆製品
海藻	野菜	果物	いも	油脂

栄養価の高いレバーでスタミナアップ

親子炒め

材料（1人分）

焼き鳥レバー（市販品）
……1串（40g）
豆苗……50g
卵……1個
砂糖・塩……各少々
サラダ油……小さじ1
しょうゆ……小さじ1/2
こしょう……少々

作り方

1 焼き鳥は串から外し、食べやすい大きさに切る。豆苗は2〜3cm長さに切る。

2 ボウルに卵を溶きほぐし、砂糖と塩を加え、混ぜ合わせる。

3 フライパンにサラダ油を中火で熱し、焼き鳥、豆苗を炒め、フライパンの端に寄せる。

4 フライパンの空いているスペースに2を入れて、焼き鳥と豆苗と混ぜ合わせ、しょうゆ、こしょうを加えて、さらに炒め合わせる。

memo 焼き鳥を使えば1人分の料理も簡単

あらかじめ火が通っている焼き鳥を使うと、溶き卵とさっと炒め合わせるだけで、簡単に1人分の親子炒めがつくれます。レバーは、鉄分が豊富に含まれているので、手軽な焼き鳥をいろいろな料理に活用してもよいでしょう。

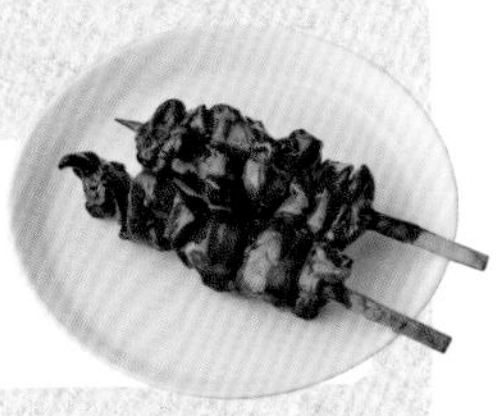

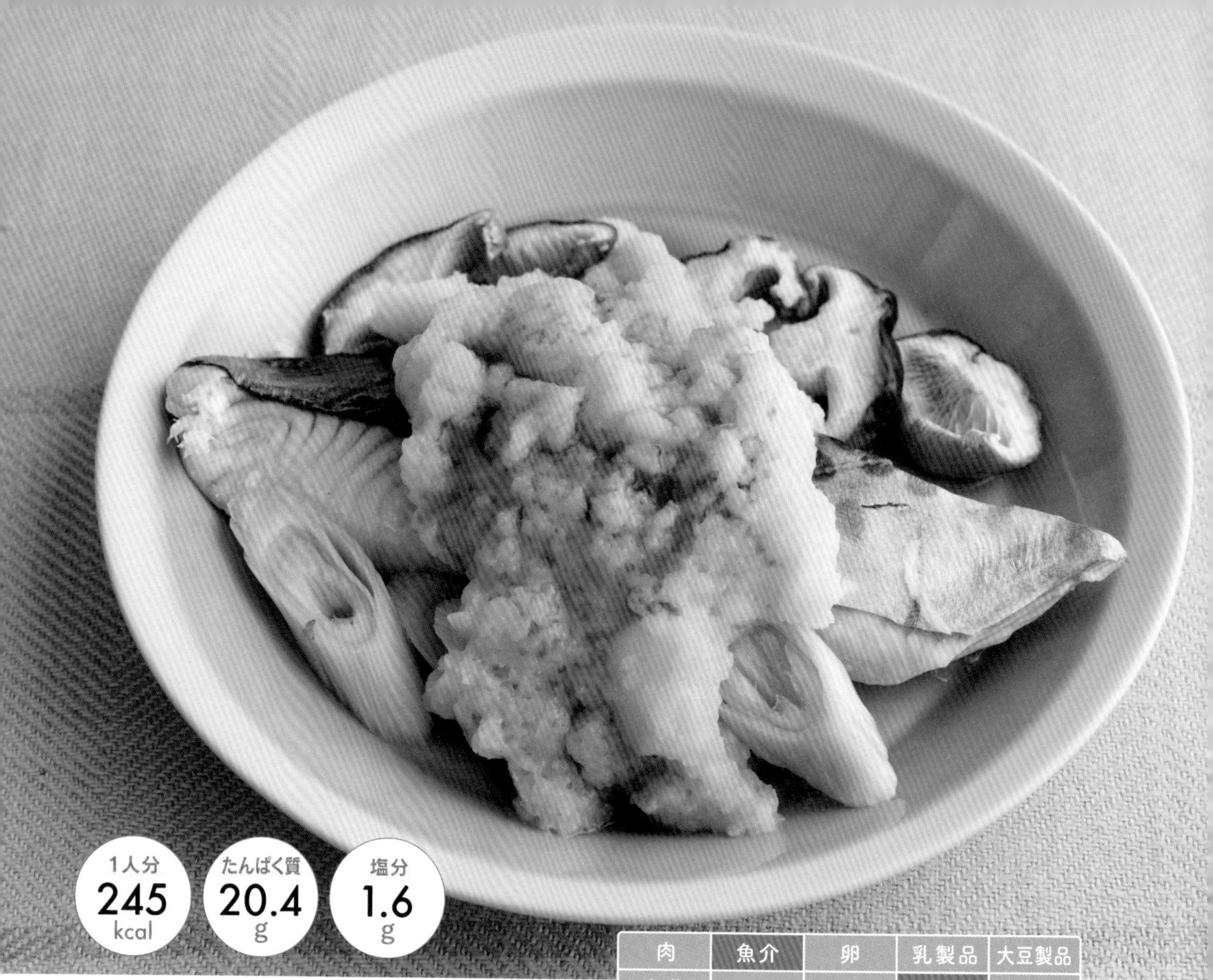

1人分 245 kcal

たんぱく質 20.4 g

塩分 1.6 g

肉	魚介	卵	乳製品	大豆製品
海藻	野菜	果物	いも	油脂

上品な味わいを楽しめる

さわらのとろろ蒸し

材料（1人分）

さわら ····· 1切れ
ねぎ ····· 1/4本
しいたけ ····· 1個
長いも ····· 100g
塩 ····· 少々
酒 ····· 小さじ1
ポン酢しょうゆ ····· 小さじ2

作り方

1 さわらは塩をふる。ねぎは斜め切り、しいたけは石づきを取り除いて薄切りにする。

2 1をすべて耐熱の器にのせ、酒をふりかける。

3 長いもは皮をむいてザク切りにし、ポリ袋に入れ、めん棒などで細かくたたく。

4 2に3の長いもをのせ、ふんわりとラップをして600Wの電子レンジで2分30秒加熱し、ポン酢しょうゆを回しかける。

memo とろろの作り方

長いもはおろし器ですってもよいですが、手がかゆくなることがあります。とろろを簡単に作るには、切った長いもを袋に入れてたたいたり、量が多ければフードプロセッサーを使ったりするのがおすすめです。

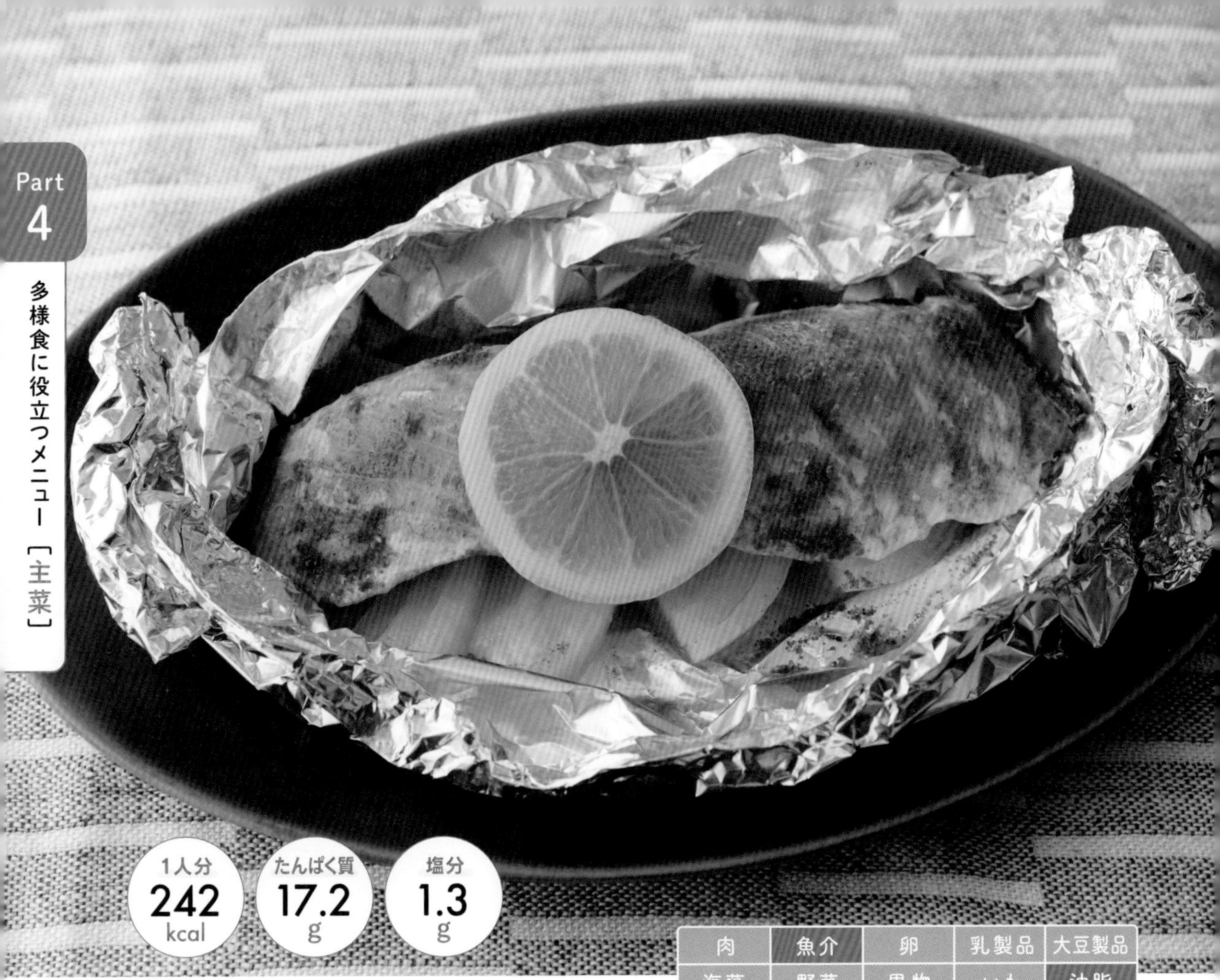

1人分	たんぱく質	塩分
242 kcal	17.2 g	1.3 g

肉	魚介	卵	乳製品	大豆製品
海藻	野菜	果物	いも	油脂

オーブントースターで焼くだけ

さけと玉ねぎのカレー風味包み焼き

材料（1人分）

生さけ …… 1切れ
玉ねぎ …… 1/4個
塩 …… 小さじ1/5
カレー粉 …… 少々
オリーブ油 …… 小さじ1
レモン（輪切り）…… 1枚

作り方

1 さけは塩をふり、玉ねぎは太めのせん切りにする。

2 アルミ箔を30cmほどの長さに切る。アルミ箔の上に玉ねぎを平らにしき、その上にさけをのせる。カレー粉、オリーブ油をかけ、レモンをのせてアルミ箔を包む。オーブントースターで15分ほど焼く。

memo　カレーの香りで食欲を増進

カレー粉を少し加えるだけで、香りが立つので、食欲増進につながります。食欲がないときは、カレー粉や唐辛子などのスパイスを上手に使うとよいでしょう。

肉	魚介	卵	乳製品	大豆製品
海藻	野菜	果物	いも	油脂

さわやかなソースで美味に

さけのソテー トマトヨーグルトソース

材料(1人分)

生さけ …… 1切れ
塩 …… 小さじ1/6
こしょう …… 少々
オリーブ油 …… 小さじ1
トマト …… 小1/2個

A
プレーンヨーグルト …… 大さじ2
マヨネーズ …… 小さじ1
にんにく(すりおろし) …… 少々
塩・こしょう …… 各少々

作り方

1 さけは塩、こしょうをふる。フライパンにオリーブ油を中火で熱して、さけを両面焼く。

2 トマトは角切りにしてAと混ぜ合わせ、ソースをつくる。

3 器にさけを盛りつけ、2のソースをかける。あればレタス(分量外)を添える。

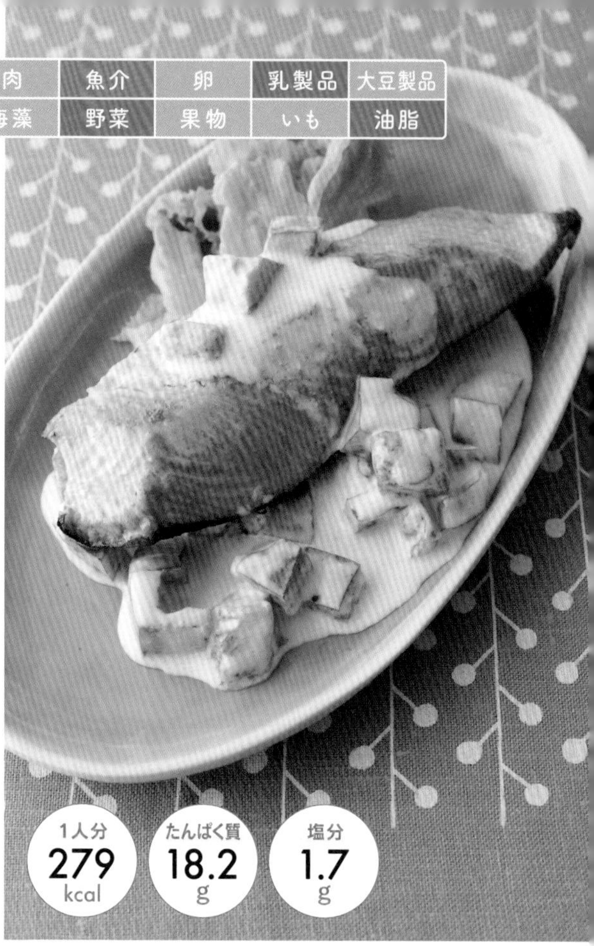

1人分 279 kcal ／ たんぱく質 18.2 g ／ 塩分 1.7 g

肉	魚介	卵	乳製品	大豆製品
海藻	野菜	果物	いも	油脂

わさびと酢でさっぱりと

漬けまぐろのサラダ

材料(1人分)

まぐろの刺身 …… 100g
しょうゆ …… 小さじ1
大根 …… 50g
オクラ …… 2本

A
わさび …… 少々
酢・サラダ油 …… 各小さじ1
塩 …… 少々

作り方

1 器にまぐろを入れ、しょうゆを全体にかける。裏表を返しながら5分置く。

2 大根はせん切りにする。

3 鍋に湯を沸かし、オクラをさっとゆで、小口切りにする。

4 器にまぐろと大根、オクラを盛り、Aの調味料を混ぜて回しかける。

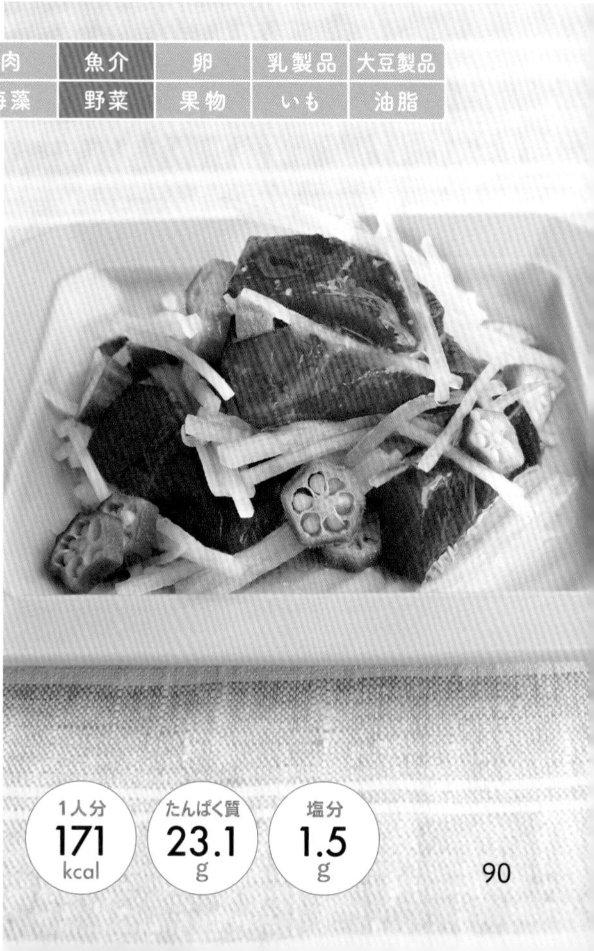

1人分 171 kcal ／ たんぱく質 23.1 g ／ 塩分 1.5 g

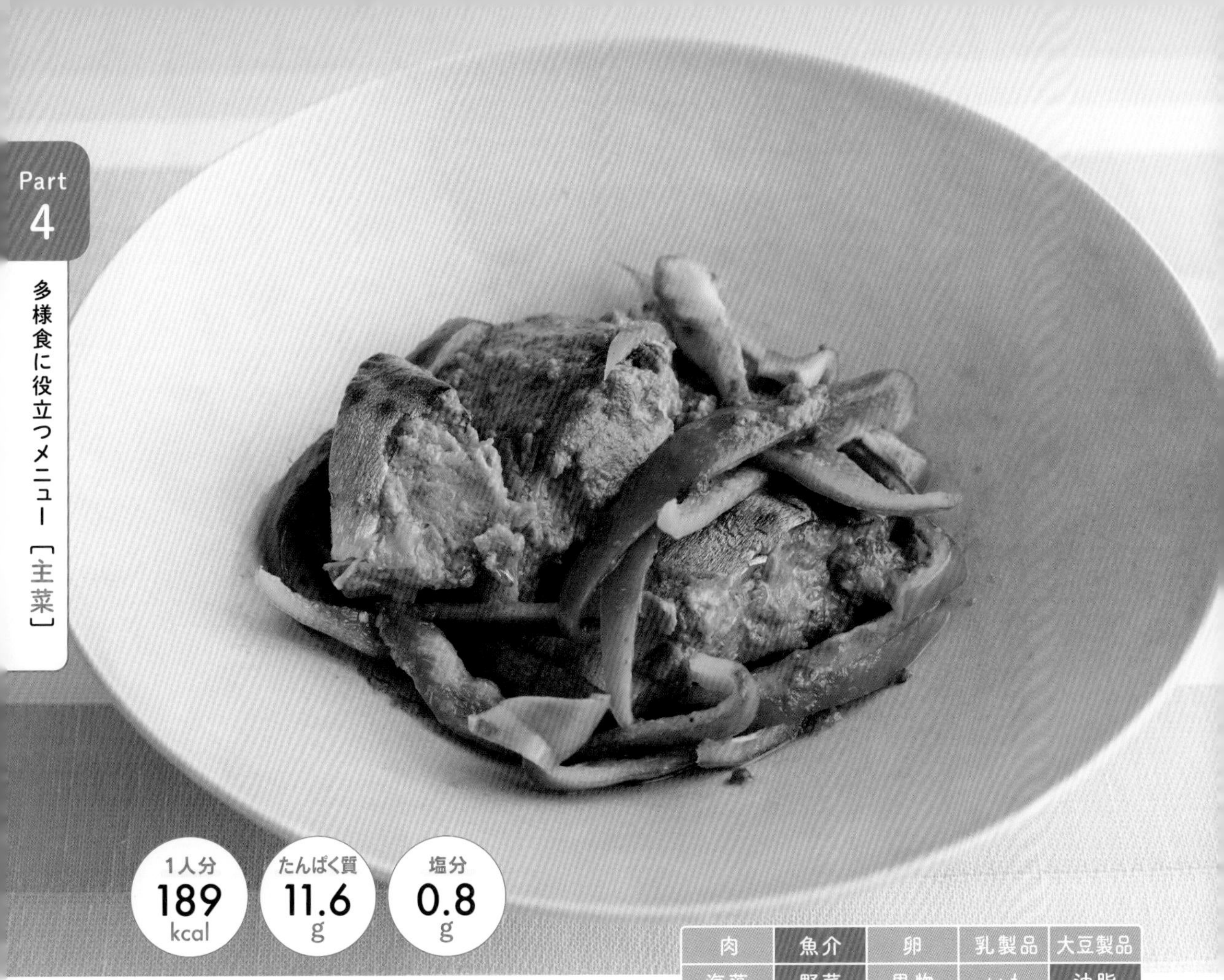

1人分	たんぱく質	塩分
189 kcal	11.6 g	0.8 g

肉	魚介	卵	乳製品	大豆製品
海藻	野菜	果物	いも	油脂

混ぜてチンするだけ

さばみそとピーマンの中華レンジ蒸し

材料（1人分）

さば缶（みそ煮）…… 1/2缶
ピーマン …… 1個
ごま油 …… 小さじ1
豆板醤 …… 少々

作り方

1 ピーマンは縦半分に切り、へたと種を除いてせん切りにする。
2 1を耐熱容器に入れ、ごま油、豆板醤と混ぜ合わせる。
3 2にさば缶を汁ごと入れ、さっくり混ぜる。
4 3にふんわりとラップをし、600Wの電子レンジで1分加熱する。

memo さばの缶詰を料理に活用

さばなどの魚の缶詰は、うま味も栄養もたっぷりなので、ストックしておくと便利です。加熱処理がされているので、下準備の手間も省けて調理時間を短縮できます。

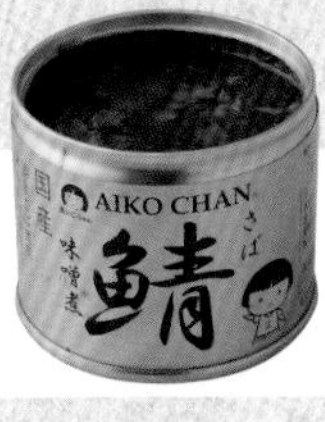

ごはんがすすむ濃厚な味わい

かじきのみそチーズ焼き

肉	魚介	卵	乳製品	大豆製品
海藻	野菜	果物	いも	油脂

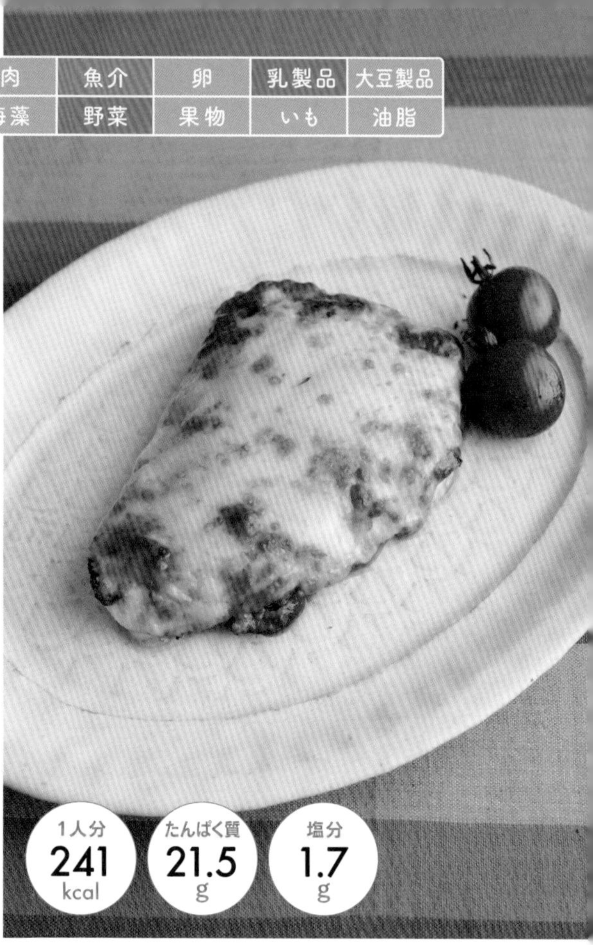

1人分	たんぱく質	塩分
241 kcal	21.5 g	1.7 g

材料（1人分）

かじき …… 1切れ

A
- みそ …… 小さじ1と1/2
- みりん …… 小さじ1
- にんにく（すりおろし）…… 少々
- こしょう …… 少々

ピザ用チーズ …… 20g

ミニトマト …… 2個

作り方

1 かじきは魚焼きグリルに入れて中火で5分焼く。

2 Aの調味料を混ぜてかじきに塗り、チーズをかけてさらに3〜4分焼く。

3 器に盛り、ミニトマトを添える。

● **オーブントースターの場合**

天板にアルミ箔をしき、サラダ油少々（分量外）を塗ってかじきを置く。Aの調味料を塗ってチーズをかけ、15分ほど焼く。

豆腐と卵がベストマッチ

煮やっこ

肉	魚介	卵	乳製品	大豆製品
海藻	野菜	果物	いも	油脂

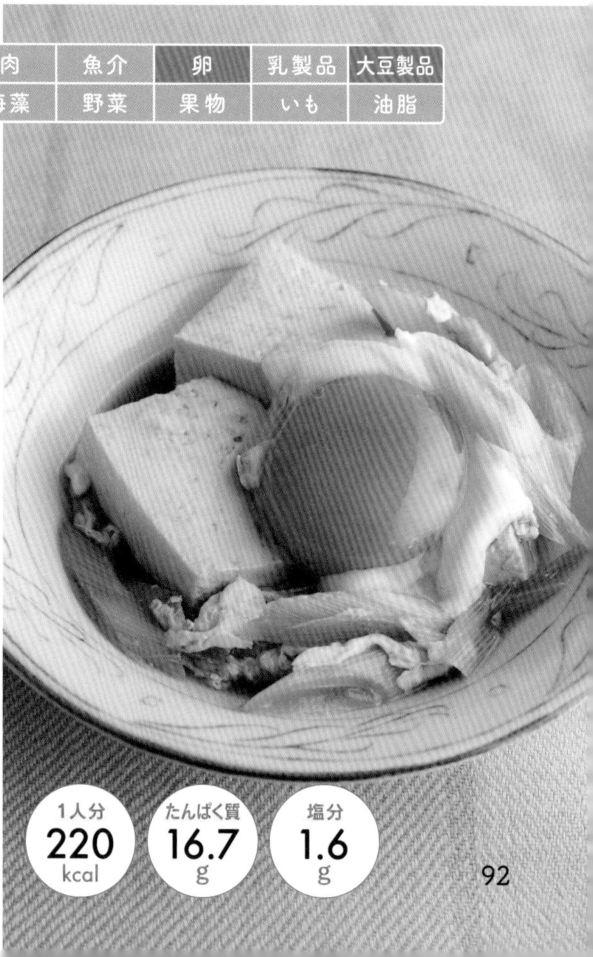

1人分	たんぱく質	塩分
220 kcal	16.7 g	1.6 g

材料（1人分）

木綿豆腐 …… 1/2丁（150g）

ねぎ …… 1/4本

A
- だし汁 …… 1/3カップ
- 酒 …… 小さじ2
- 砂糖 …… 小さじ1
- しょうゆ …… 小さじ1と1/2

卵 …… 1個

作り方

1 豆腐は3等分に切り、ねぎは斜め切りにする。

2 鍋にAを入れて中火で煮立て、1を入れてふたをし、5分ほど煮る。

3 2に卵を割り入れ、好みのかたさになったら火を止める。

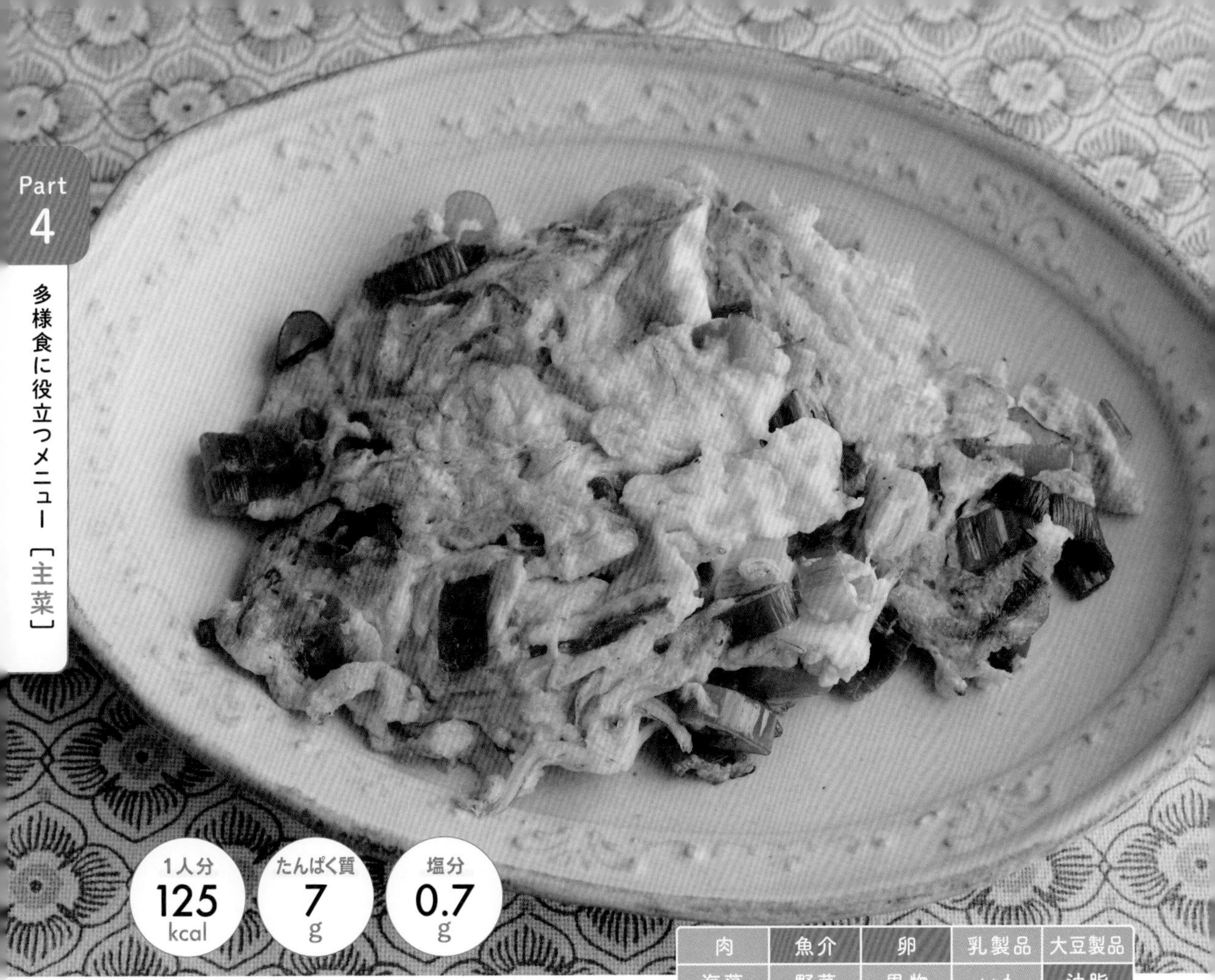

1人分 125 kcal　たんぱく質 7 g　塩分 0.7 g

肉	魚介	卵	乳製品	大豆製品
海藻	野菜	果物	いも	油脂

しらすとねぎがたっぷり

しらすオムレツ

材料（1人分）

卵 …… 1個
しらす干し …… 大さじ2
しょうゆ …… 小さじ1/2
こしょう …… 少々
ねぎ …… 青い部分1本分（40g）
オリーブ油 …… 小さじ1

作り方

1 ボウルに卵を溶きほぐし、しらす、しょうゆ、こしょうと混ぜ合わせる。ねぎは小口切りにする。

2 フライパンにオリーブ油を中火で熱し、ねぎの香りが立つまで炒めたら、溶き卵を流し入れて1分ほど焼いたら半分に分け、ひっくり返して焼く。

副菜

副菜は、ビタミンやミネラルを豊富に含む野菜や海藻類、たんぱく質を含む
卵、大豆製品など、主菜では使わなかった食材を使いましょう。

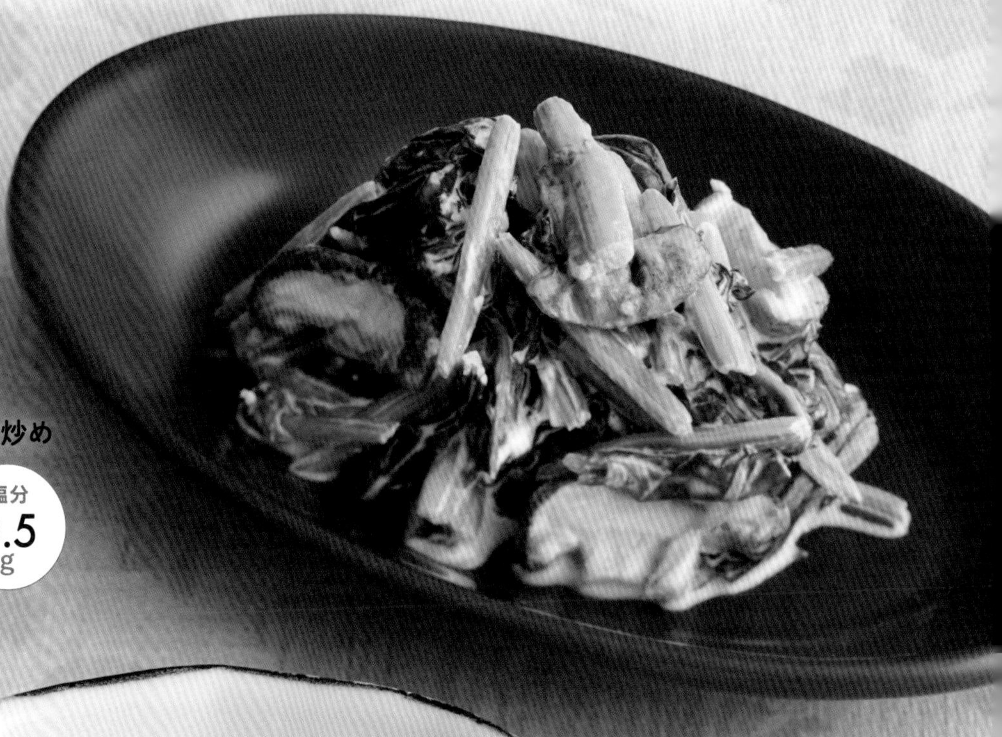

ほうれん草の
クリームチーズ炒め

1人分 109 kcal　塩分 0.5 g

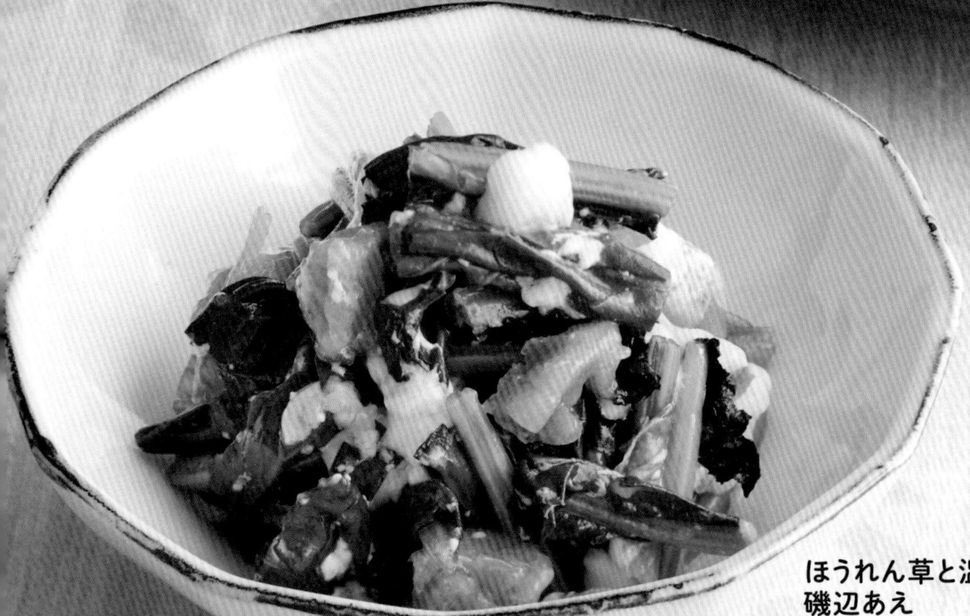

ほうれん草と温玉の
磯辺あえ

1人分 70 kcal　塩分 0.8 g

肉	魚介	卵	乳製品	大豆製品
海藻	野菜	果物	いも	油脂

チーズとあえるだけで深い味わいに

ほうれん草のクリームチーズ炒め

材料（1人分）

ほうれん草……100g
しいたけ……1個
クリームチーズ……1個（16g）
オリーブ油……小さじ1
塩・こしょう……各少々

作り方

1 ほうれん草は2～3㎝長さに切り、しいたけは石づきを取って薄切りにする。

2 フライパンにオリーブ油を中火で熱し、**1**を炒める。

3 ほうれん草がしんなりしたらクリームチーズを加え、塩、こしょうで味を調え、器に盛る。

肉	魚介	卵	乳製品	大豆製品
海藻	野菜	果物	いも	油脂

市販の温泉卵を使うと簡単

ほうれん草と温玉の磯辺あえ

材料（1人分）

ほうれん草……80g
温泉卵（市販）……1個
焼きのり……1/4枚
しょうゆ……小さじ1弱

作り方

1 鍋に湯を沸かし、ほうれん草を色よくゆでて冷水にとって冷まし、水けを絞って2～3㎝長さに切る。

2 焼きのりは細かくちぎる。

3 温泉卵（温玉）を殻から出し、水けを切ってボウルに入れ、粗くほぐす。ほうれん草、しょうゆを加えて混ぜ合わせ、のりを加えてさっくりと混ぜ、器に盛りつける。

memo　温泉卵のとろみを料理に活かす

卵黄が半熟で、卵白も固まっていない温泉卵をつくるのは意外と手間ですが、市販の温泉卵なら割るだけでOK。温野菜に、マヨネーズ代わりに温泉卵をあえてもおいしいです。

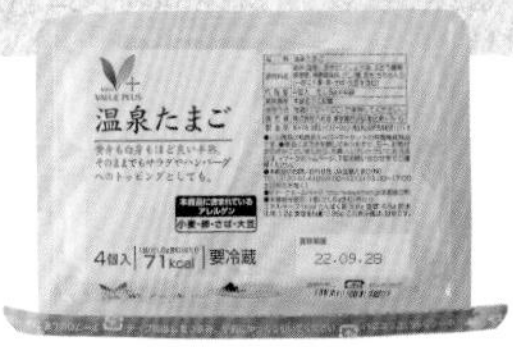

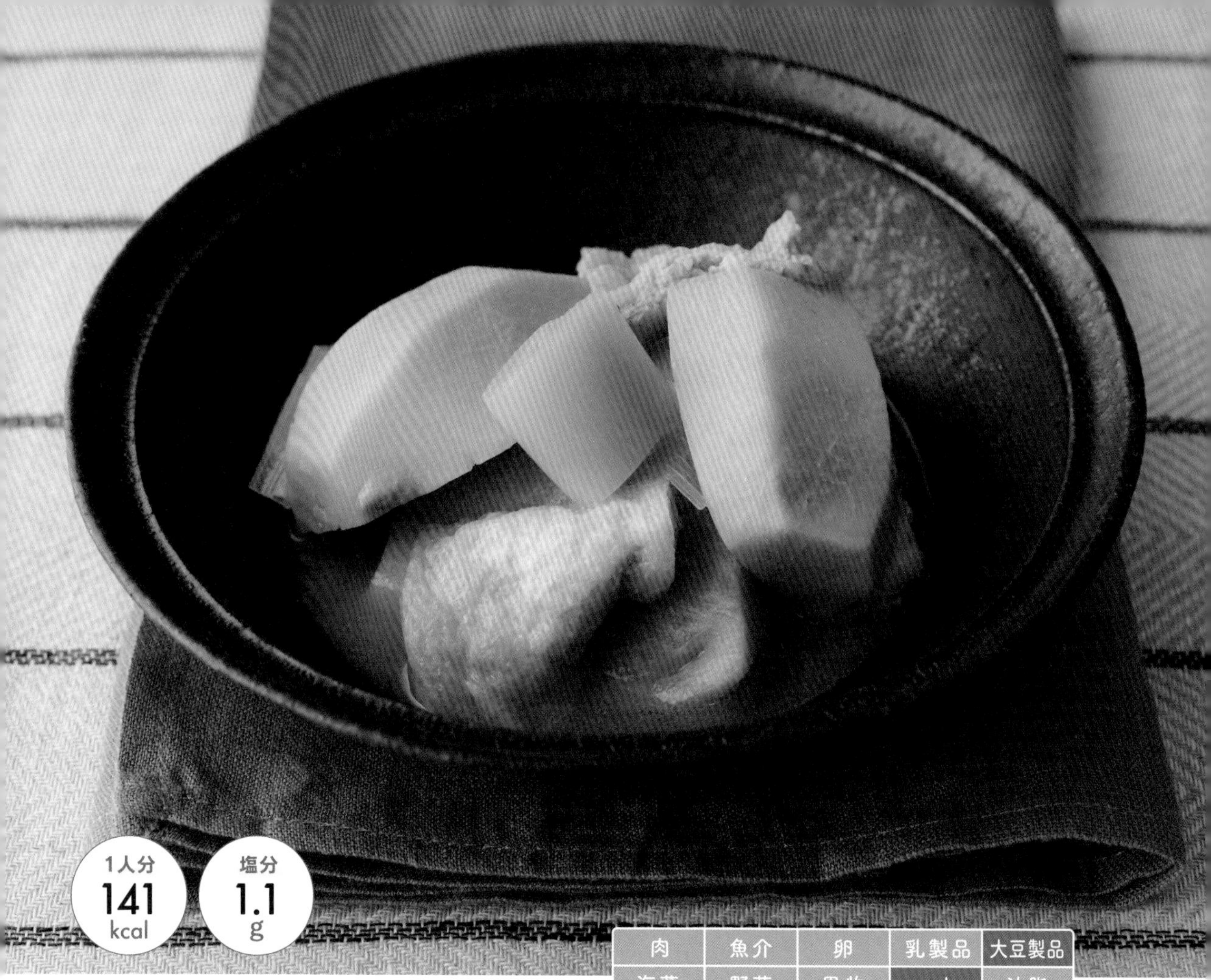

1人分
141
kcal

塩分
1.1
g

肉	魚介	卵	乳製品	大豆製品
海藻	野菜	果物	いも	油脂

作りおきのおかずにも最適

里いもと油揚げの煮物

材料（作りやすい量／2人分）

里いも …… 300g
ねぎ …… 2本
油揚げ …… 1枚
A
- だし汁 …… 1と1/4カップ
- 砂糖 …… 小さじ1
- 塩 …… 小さじ1/4
- しょうゆ …… 小さじ1と1/2

作り方

1 里いもは皮をむき、縦半分に切る。ボウルに入れ、塩少々（分量外）を軽くもみ混ぜてぬめりを取り、水で洗い流す。

2 ねぎは1cm幅に切る。油揚げは横半分に切り、さらに8等分になるように切る。

3 鍋にA、里いも、ねぎ、油揚げを入れてふたをし、中火で煮る。煮立ったら弱火にし、里いもがやわらかくなるまで煮る。

memo 冷凍の里いもを使っても

里いもは、ぬめりを取る下ごしらえが必要ですが、皮むきがされている冷凍の里いもを使えば、その必要はありません。冷凍食品ならストックもできます。煮物は、たくさんつくって、つくりおきのおかずにしてもよいでしょう。

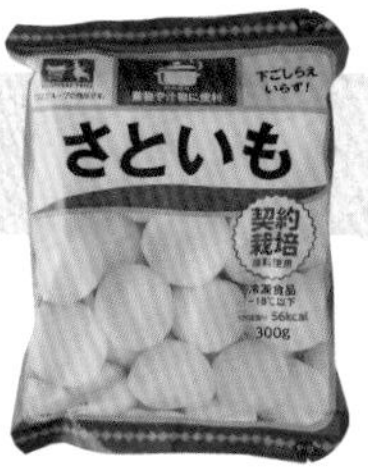

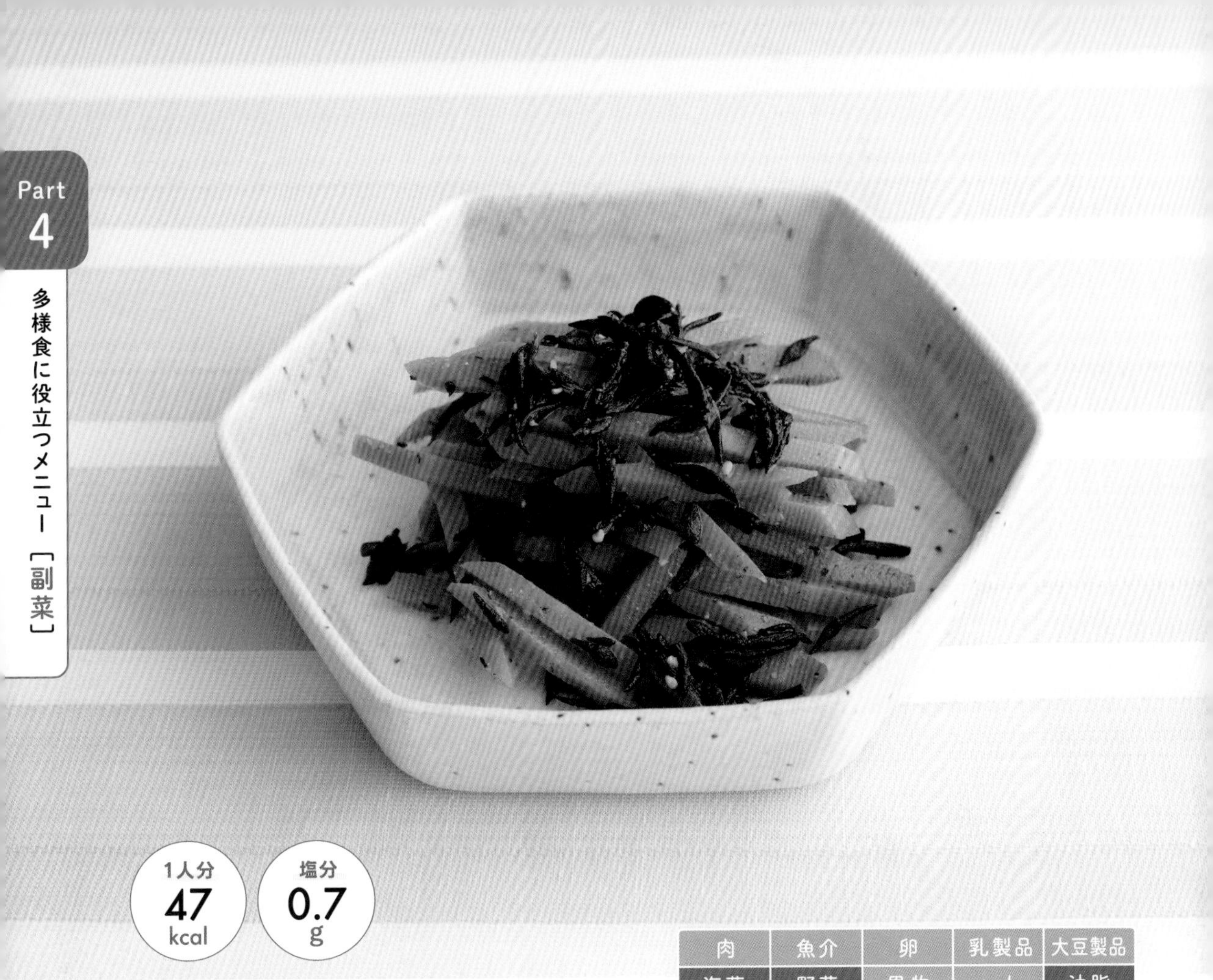

1人分 47 kcal　塩分 0.7 g

肉	魚介	卵	乳製品	大豆製品
海藻	野菜	果物	いも	油脂

ゆでてあえるだけで簡単にできる

にんじんとひじきのナムル

材料（1人分）

にんじん……60g
ひじき……小さじ1
A
- ごま油……小さじ1/2
- 砂糖……小さじ1/4
- しょうゆ……小さじ1/2強
- すりごま……少々
- にんにく（すりおろし）……少々

作り方

1 にんじんはせん切りにする。ひじきは水で戻しておく。

2 鍋に湯を沸かし、にんじんを入れて中火で好みのかたさになるまでゆでる。

3 2の鍋にひじきを入れ、さっとゆでたらにんじんと一緒にザルにあげ、水けを切って冷ます。

4 ボウルに3を入れ、Aを加えて混ぜ合わせる。

memo　ほかの野菜でナムルにしても

野菜をゆでて、ナムルのたれと混ぜ合わせれば簡単にできます。ほうれん草やもやしなどをナムルにするのもおすすめです。ごはんとの相性も抜群です。

肉	魚介	卵	乳製品	大豆製品
海藻	野菜	果物	いも	油脂

相性が抜群の食材を使って

わかめとたらこのおろしあえ

材料（1人分）

カットわかめ …… 大さじ1
大根 …… 100g
しょうが …… 少々
たらこ …… 20g
酢 …… 小さじ1

作り方

1 わかめはたっぷりの水で戻し、水けをしぼっておく。

2 大根は皮をむいてすりおろし、汁けを切る。しょうがはすりおろし、たらこは薄皮を取り除く。

3 ボウルに大根おろし、たらこを入れ、しょうが、酢を加えてよく混ぜたら、わかめを入れてあえる。

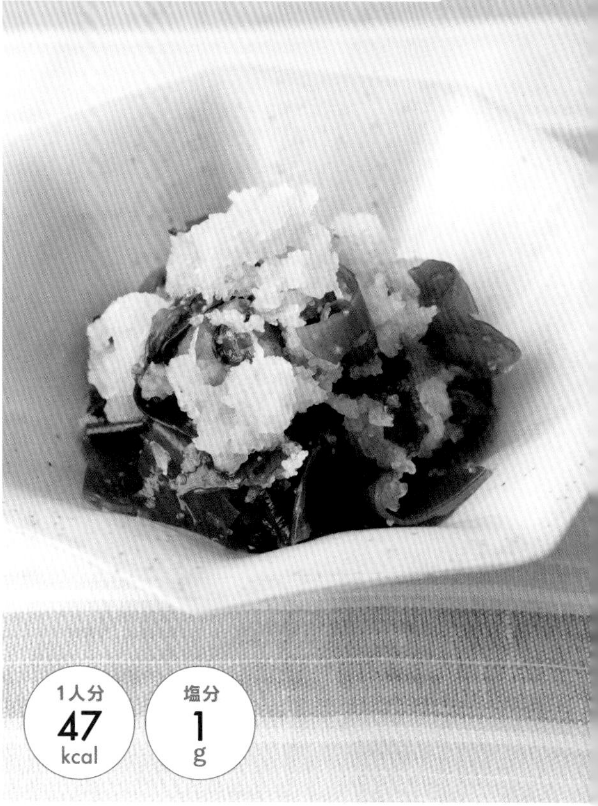

1人分 47 kcal　塩分 1 g

肉	魚介	卵	乳製品	大豆製品
海藻	野菜	果物	いも	油脂

さっぱり＆クリーミー

レタスとミニトマトの洋風白あえ

材料（1人分）

レタス …… 1枚
ミニトマト …… 3個
木綿豆腐 …… 1/4丁
マヨネーズ …… 小さじ1
塩・こしょう …… 各少々

作り方

1 レタスは一口大に切る。ミニトマトはへたを取って半分に切る。

2 ボウルに豆腐を入れてつぶし、マヨネーズ、塩、こしょうを加え、混ぜる。

3 **2**にレタス、ミニトマトを加え、さっくりと混ぜ合わせる。

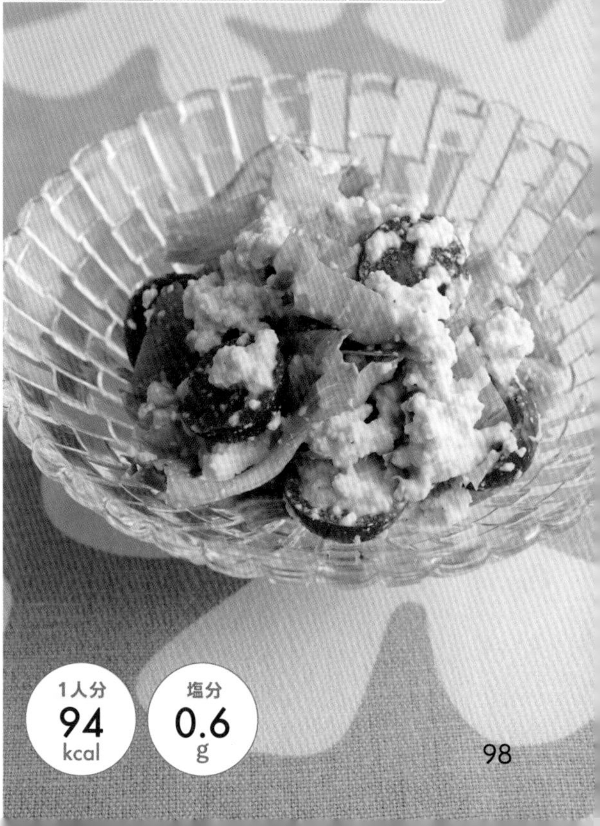

1人分 94 kcal　塩分 0.6 g

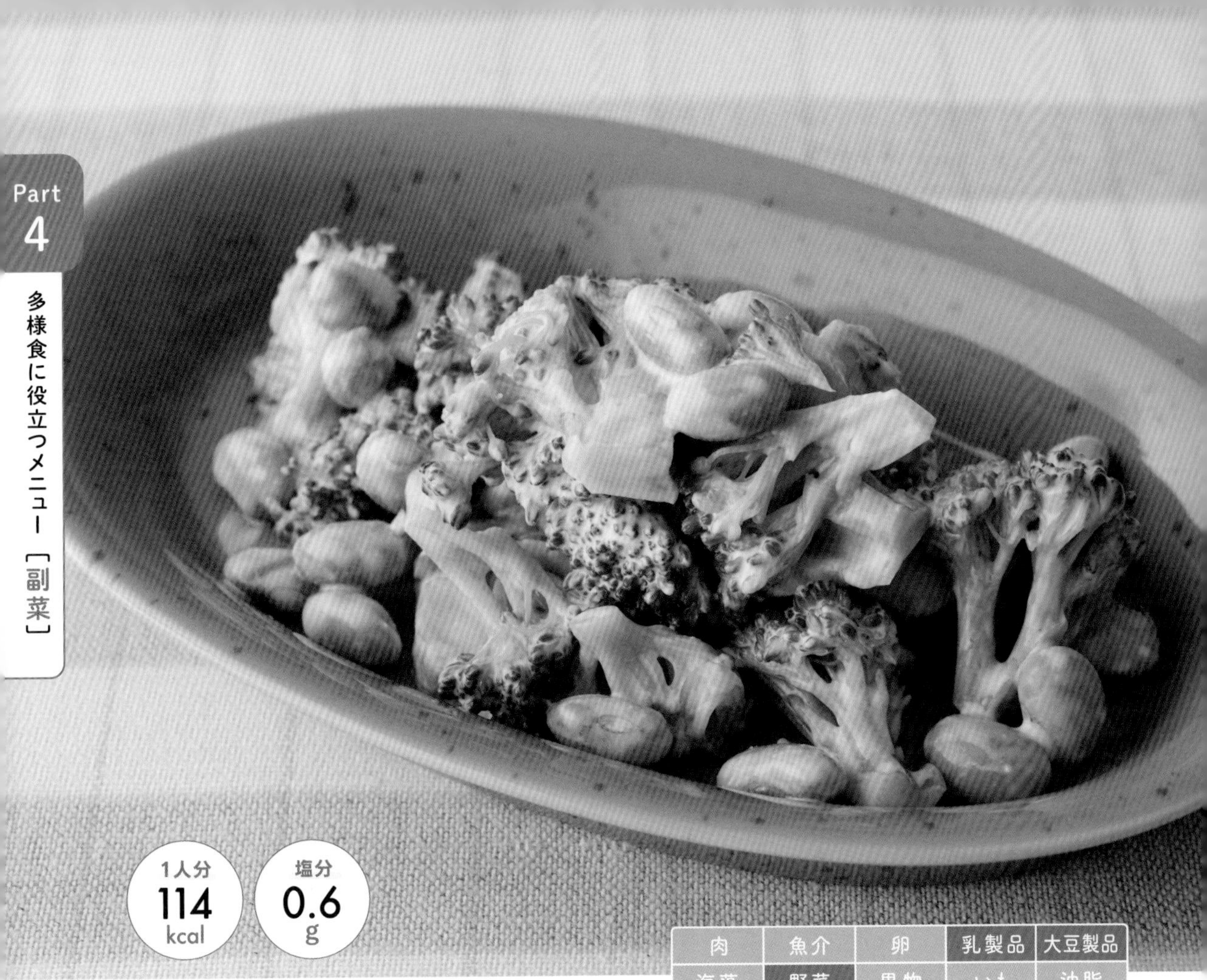

1人分 114 kcal　塩分 0.6 g

肉	魚介	卵	乳製品	大豆製品
海藻	野菜	果物	いも	油脂

ヨーグルトでなめらかな味わいに

ブロッコリーと豆のヨーグルトサラダ

材料（1人分）

ブロッコリー …… 50g（2～3房）
ゆで大豆 …… 30g
A
- プレーンヨーグルト …… 大さじ1と1/2
- マヨネーズ …… 小さじ1
- 塩・こしょう …… 各少々

作り方

1 鍋に湯を沸かし、ブロッコリーを入れる。中火で好みのかたさにゆでたらザルにあげて冷まし、食べやすい大きさに切る。

2 ボウルに1、大豆を入れ、Aを加えて混ぜ合わせる。

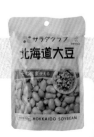

memo　市販品を使うと1人分料理が簡単に

パックに入ったゆで大豆は、加熱処理されているので、料理にプラスするだけでも簡単にたんぱく質がとれるので便利。ブロッコリーも冷凍食品を使えば、1人分の料理に必要な房の数を手軽に使えます。

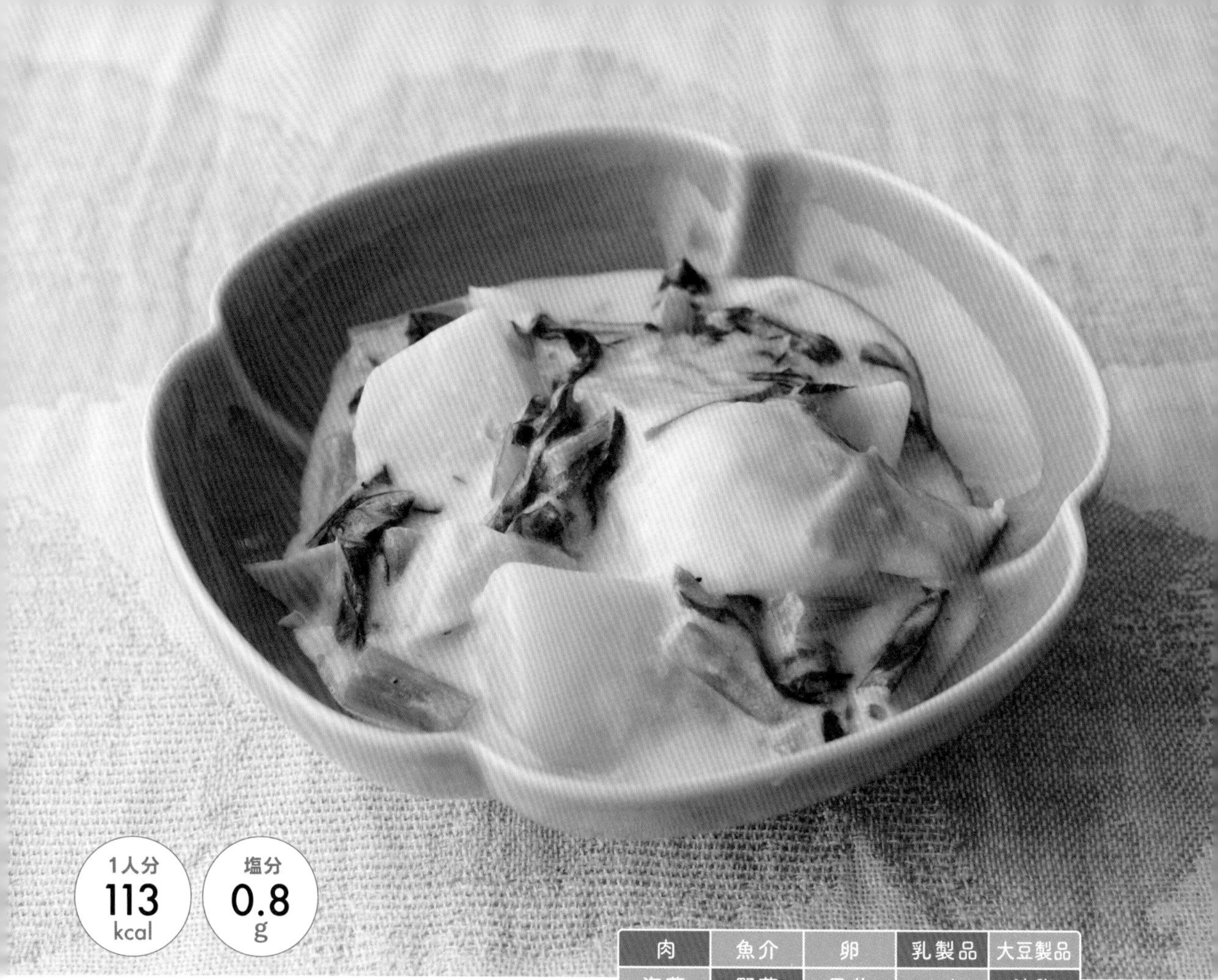

1人分 113 kcal

塩分 0.8 g

肉	魚介	卵	乳製品	大豆製品
海藻	野菜	果物	いも	油脂

とろみがあり飲み込みやすい

かぶとハムのミルク煮

材料（1人分）

かぶ …… 1個　かぶの葉 …… 30g
ハム …… 1枚　バター …… 5g
水 …… 1/4カップ（50mℓ）
洋風スープの素（顆粒）…… 小さじ1/4
こしょう …… 少々
牛乳 …… 1/4カップ
【水溶き片栗粉】
片栗粉 …… 小さじ1/2
水 …… 小さじ2

作り方

1 かぶは皮をむいて、くし形に切る。かぶの葉は3cm長さ、ハムはいちょう切りにする。

2 鍋にバターを中火で熱し、かぶと葉を炒める。

3 **2**にハム、水、スープの素、こしょうを加えてふたをする。煮立ったら弱火にして、さらに5分ほど煮る。

4 牛乳を加えて煮立てたら、水溶き片栗粉を回し入れ、とろみをつけてひと煮立ちさせる。

memo　**とろみのある料理は飲み込みやすい**

食べ物が飲み込みにくいという人は、片栗粉でとろみをつけるとよいでしょう。また、かぶは皮の付近に繊維があるので、皮を厚めにむいて調理すると、やわらかく食べやすくなります。

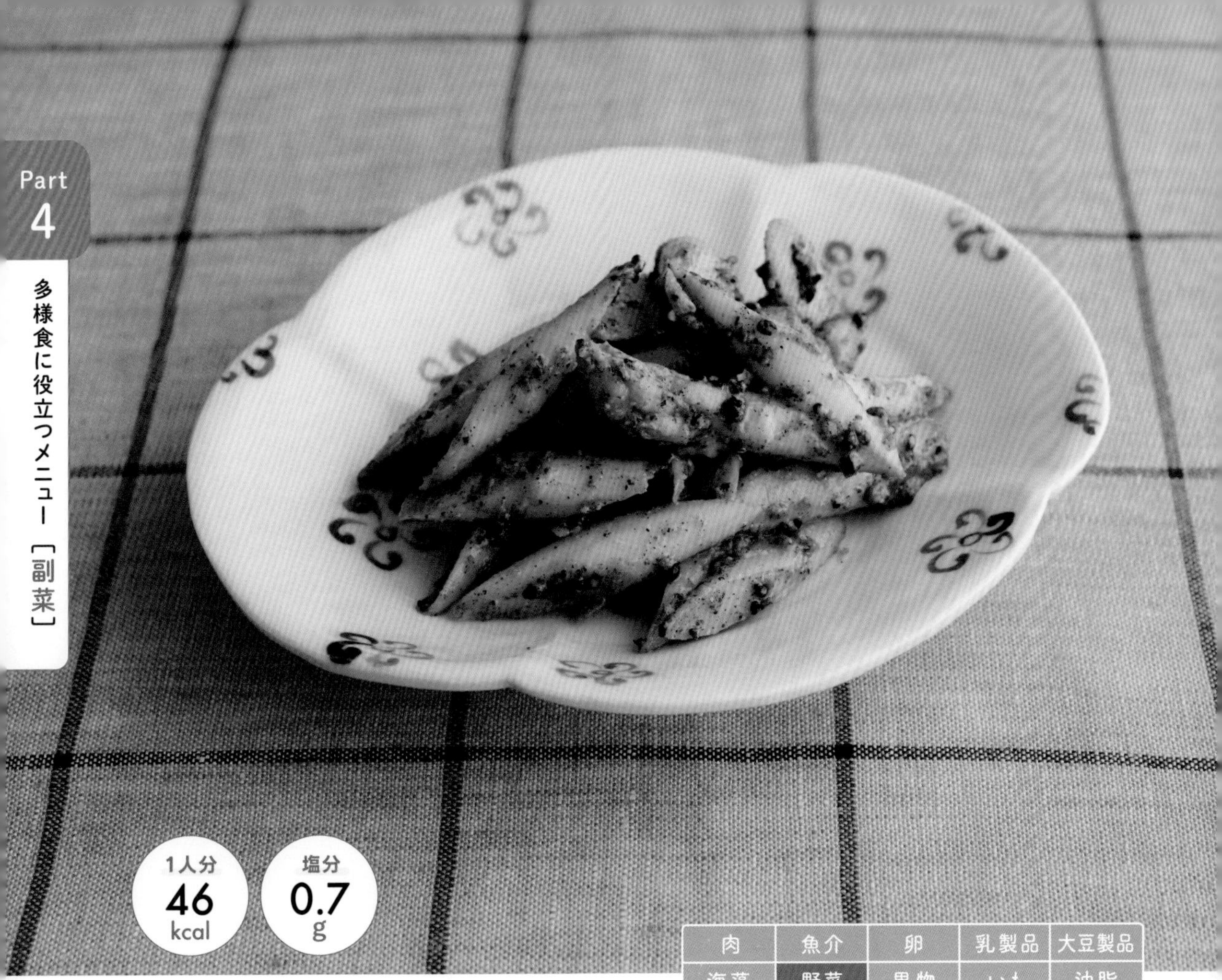

1人分 46 kcal　塩分 0.7 g

肉	魚介	卵	乳製品	大豆製品
海藻	**野菜**	果物	いも	油脂

ごまみそで野菜をおいしく

アスパラのごまみそあえ

材料(1人分)

アスパラガス …… 60g

A
- すりごま（黒）…… 小さじ1
- みそ …… 小さじ1
- 砂糖 …… 小さじ1/3

作り方

1. アスパラガスは根元のかたい部分を切り落とす。
2. 鍋に湯を沸かし、塩少々（分量外）を入れてアスパラガスをさっとゆでる。
3. アスパラガスを斜め切りにしてボウルに入れ、Aを加えて混ぜ合わせる。

memo　アスパラガスを食べやすくするには

野菜がかみ切りにくい場合、野菜の繊維を断つように切って調理するとよいでしょう。アスパラガスは、根元のかたい部分を切った後、ピーラーで根元から半分くらいの部分を薄くむいてからゆでると、食べやすくなります。

ピリ辛のごま風味が食欲アップに

白菜のポン酢炒め

材料（1人分）

白菜 …… 小1枚
にんじん …… 20g
唐辛子 …… 1/4本
さくらえび …… 2つまみ
ごま油 …… 小さじ1
ポン酢しょうゆ …… 小さじ1と1/2

作り方

1 白菜、にんじんはせん切り、唐辛子は輪切りにする。

2 フライパンにごま油を中火で熱し、白菜の軸とにんじんを炒め、しんなりしたら唐辛子、さくらえび、残りの白菜を加えてさらに炒める。

3 **2**にポン酢しょうゆを加えて、炒め合わせる。

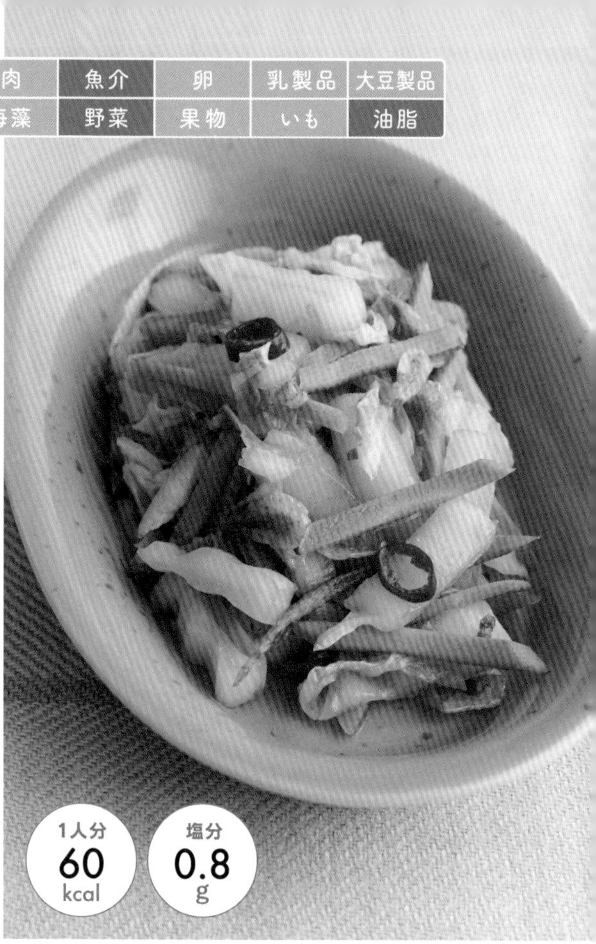

チーズと梅干しが小松菜にマッチ

小松菜とチーズの梅おかかあえ

材料（1人分）

小松菜 …… 50g
さけるチーズ …… 1本
梅干し …… 1/2個
かつおぶし …… 少々

作り方

1 鍋に湯を沸かし、塩少々（分量外）を入れて小松菜をさっとゆでる。水けをしぼり、2～3㎝長さに切る。

2 さけるチーズは半分の長さに切り、細かくさく。

3 ボウルにたたいた梅干し、かつおぶしを入れ、**1**と**2**を加えて混ぜ合わせる。

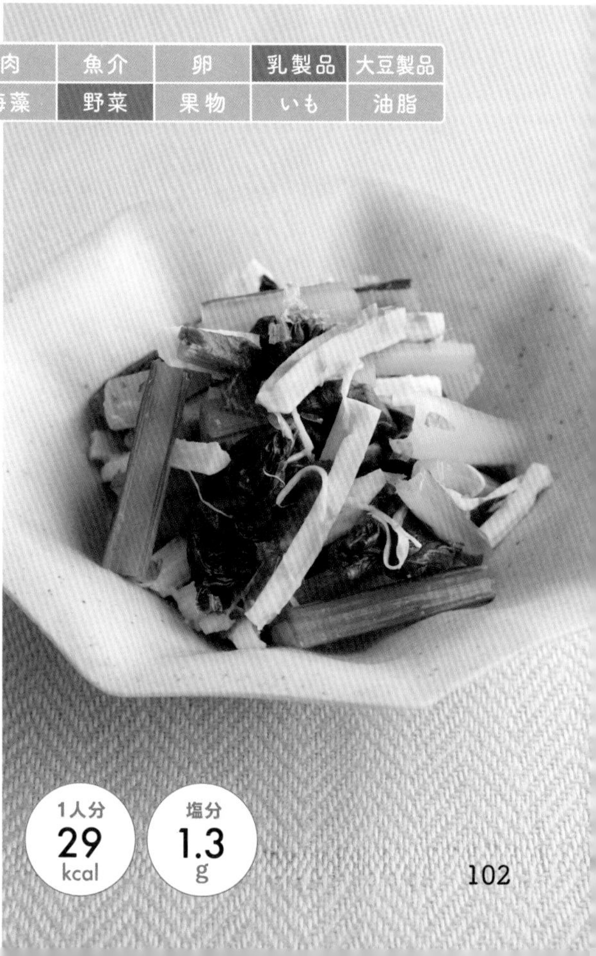

肉	**魚介**	卵	乳製品	大豆製品
海藻	**野菜**	果物	いも	**油脂**

切ってチンするだけでできる

ピーマンとちくわのレンジ煮

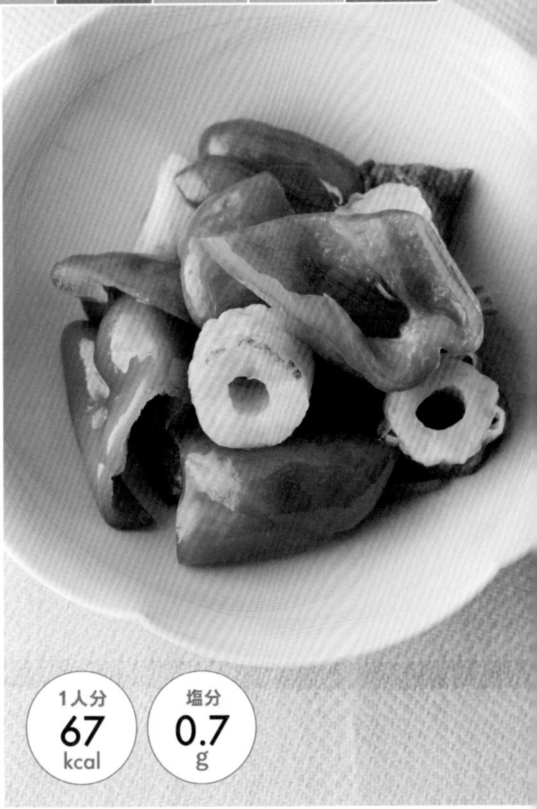

1人分 67 kcal　塩分 0.7 g

材料（1人分）

ピーマン …… 2個
ちくわ …… 1本
A
和風だし …… 少々
水 …… 大さじ1
ごま油 …… 小さじ1/2
しょうゆ …… 小さじ1/2
みりん …… 小さじ1

作り方

1 ピーマンは縦半分に切り、へたと種を除いて乱切りにする。ちくわは小口切りにする。

2 耐熱容器に1を入れ、Aを加えてさっと混ぜる。

3 2に落としラップ※をし、600Wの電子レンジで2分加熱する。そのまま3分ほど蒸らした後、よく混ぜ合わせる。

※落としぶたの代わりにラップを使うことで、具材の上にラップを密着させる。

肉	魚介	卵	乳製品	大豆製品
海藻	**野菜**	果物	いも	油脂

しょうがの辛味がアクセントに

チンゲン菜の塩昆布煮

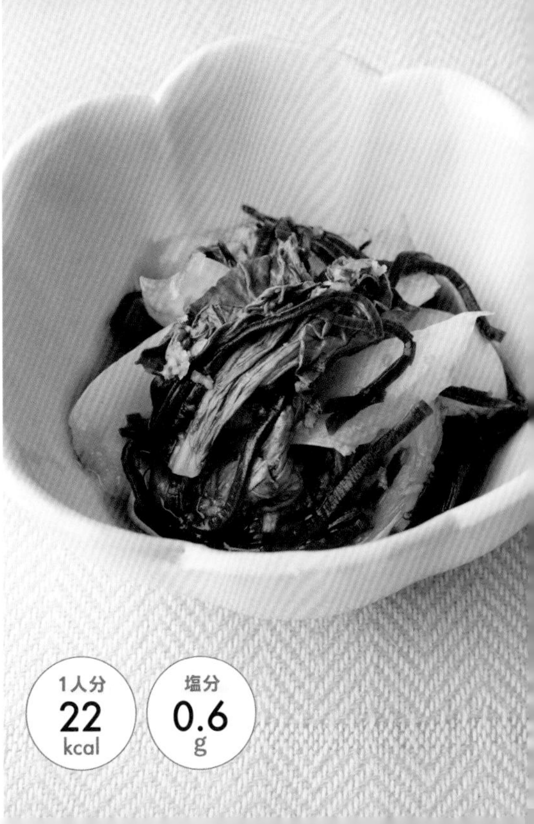

1人分 22 kcal　塩分 0.6 g

材料（1人分）

チンゲン菜 …… 70g
しょうが …… 1/4かけ
水 …… 大さじ2
酒 …… 小さじ1
塩昆布 …… 大さじ1

作り方

1 チンゲン菜は葉を外し、2～3cm長さに切る。しょうがはすりおろす。

2 耐熱容器に水、酒、塩昆布、しょうが、チンゲン菜を入れてさっと混ぜる。

3 2にふんわりとラップをし、600Wの電子レンジで2分加熱した後、よく混ぜ合わせる。

汁物

主菜と副菜でとれない食品群を
具材に取り入れて、
献立のバランスを整えましょう。

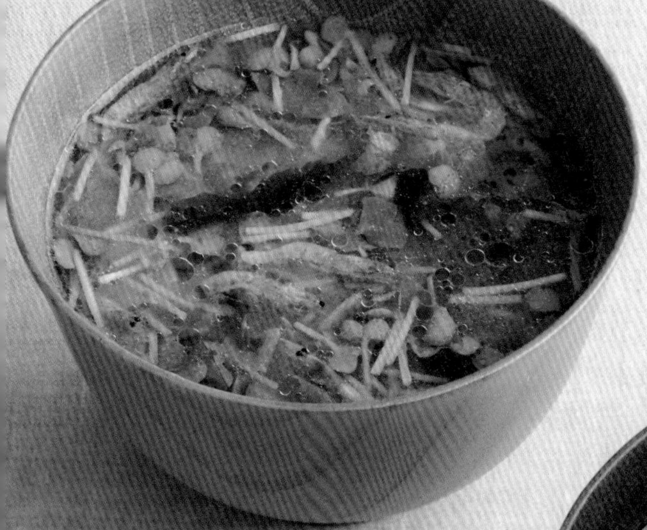

えびみそ汁

1人分 36 kcal　塩分 1 g

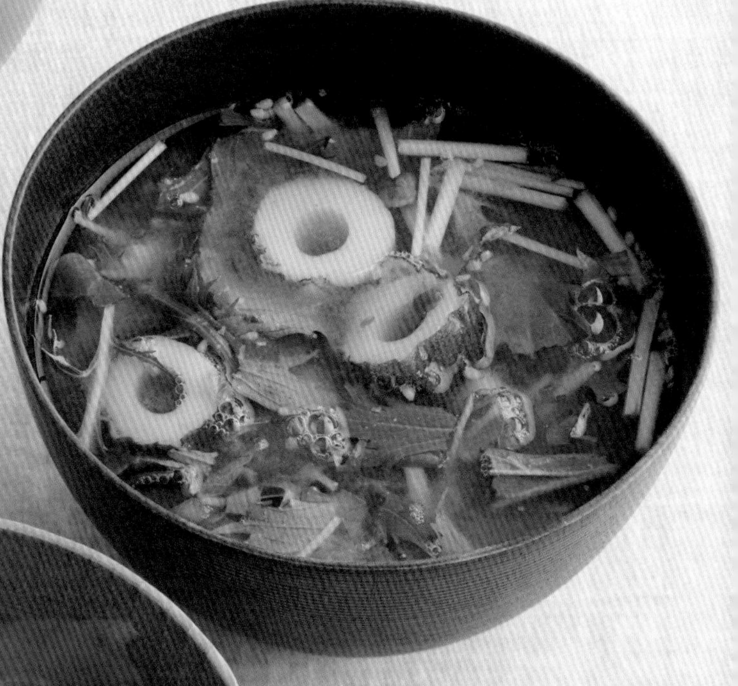

ちくわと水菜のごまみそ汁

1人分 57 kcal　塩分 1.2 g

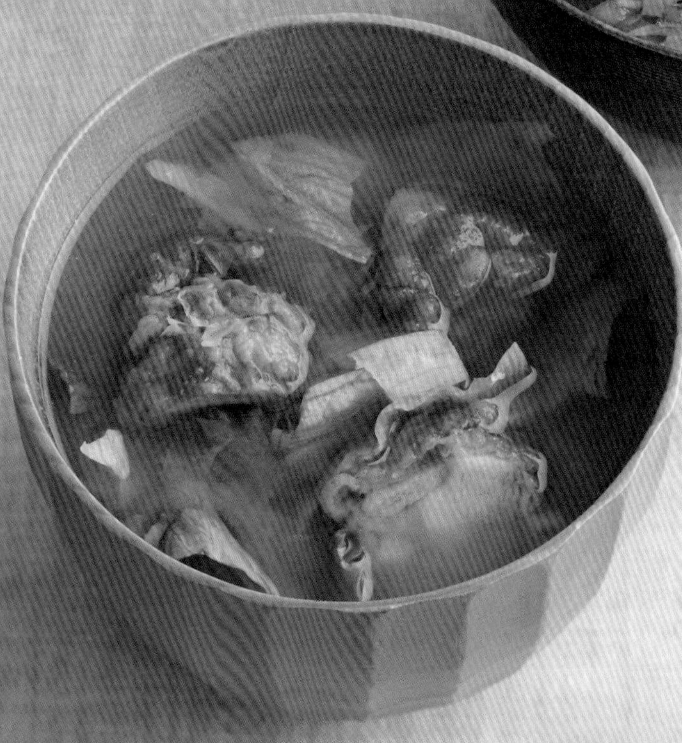

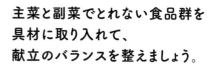

レタスとから揚げのみそ汁

1人分 69 kcal　塩分 1.3 g

肉	魚介	卵	乳製品	大豆製品
海藻	野菜	果物	いも	油脂

えびでだしも出る

えびみそ汁

材料（1人分）

さくらえび …… 2つまみ
かいわれ大根 …… 20g
みそ …… 小さじ1
カットわかめ …… 小さじ1
ごま油 …… 小さじ1/2
熱湯 …… 3/4カップ（150mℓ）

作り方

1 かいわれ大根は1.5～2cm長さに切る。

2 器に1、さくらえび、みそ、わかめ、ごま油を入れて熱湯を注ぎ、混ぜ合わせる。

肉	魚介	卵	乳製品	大豆製品
海藻	野菜	果物	いも	油脂

ごまの香りが食欲をそそる

ちくわと水菜のごまみそ汁

材料（1人分）

ちくわ …… 1本
水菜 …… 10g
みそ …… 小さじ1
かつおぶし …… 1/8袋（0.5g）
すりごま …… 小さじ1
熱湯 …… 3/4カップ（150mℓ）

作り方

1 ちくわは小口切り、水菜は1.5～2cm長さに切る。

2 器に1、みそ、かつおぶし、ごまを入れて熱湯を注ぎ、混ぜ合わせる。

肉	魚介	卵	乳製品	大豆製品
海藻	野菜	果物	いも	油脂

市販のから揚げを使って

レタスとから揚げのみそ汁

材料（1人分）

レタス …… 1枚
から揚げ（市販品）…… 1個
みそ …… 小さじ1
かつおぶし …… 1/8袋（0.5g）
熱湯 …… 3/4カップ（150mℓ）

作り方

1 レタスは食べやすい大きさにちぎる。から揚げは電子レンジで温め、食べやすい大きさに切る。

2 器に1、みそ、かつおぶしを入れて熱湯を注ぎ、混ぜ合わせる。

memo　**1杯分のみそ汁は、直接器にみそを入れても**

器に直接、具材とみそを入れ、熱湯を入れるだけのインスタント的なみそ汁なら、1杯分のみそ汁が簡単にできます。なお、だし入りのみそを使うときは、かつおぶしは入れなくてかまいません。

肉	**魚介**	卵	乳製品	大豆製品
海藻	**野菜**	果物	いも	油脂

あさり缶で作る上品な味わい

あさりと小松菜のお吸い物

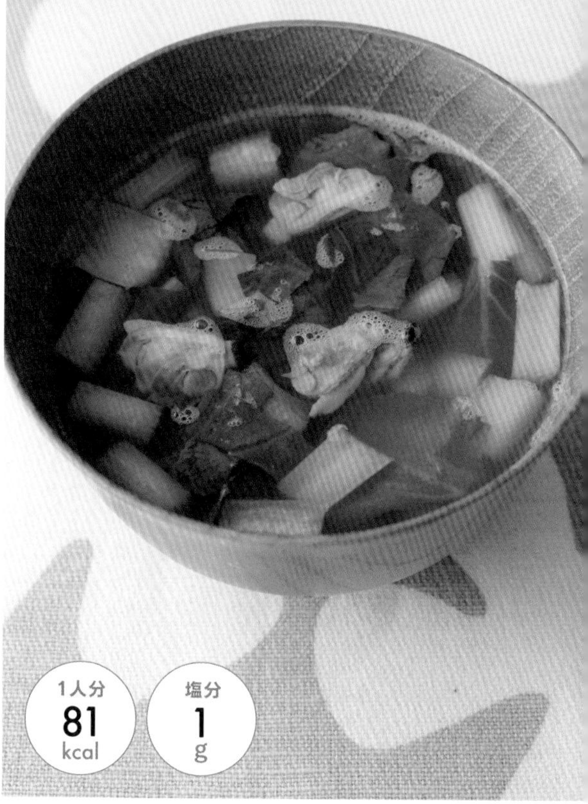

1人分 81 kcal

塩分 1 g

材料（1人分）

あさり水煮缶 …… 小1/2缶
小松菜 …… 40g
だし汁 …… 3/4カップ
酒 …… 小さじ1
しょうゆ …… 小さじ1/4

作り方

1 小松菜は1～ 1.5cm長さに切る。

2 鍋にだし汁、酒を入れて中火で熱し、沸騰したら、汁ごとあさり缶と小松菜を入れて中火でさっと煮る。仕上げにしょうゆを入れて味を調える。
※仕上げに、のりをちぎって入れても。

肉	**魚介**	卵	乳製品	大豆製品
海藻	野菜	果物	いも	油脂

残ったお刺身を具材にしても

ねぎま汁

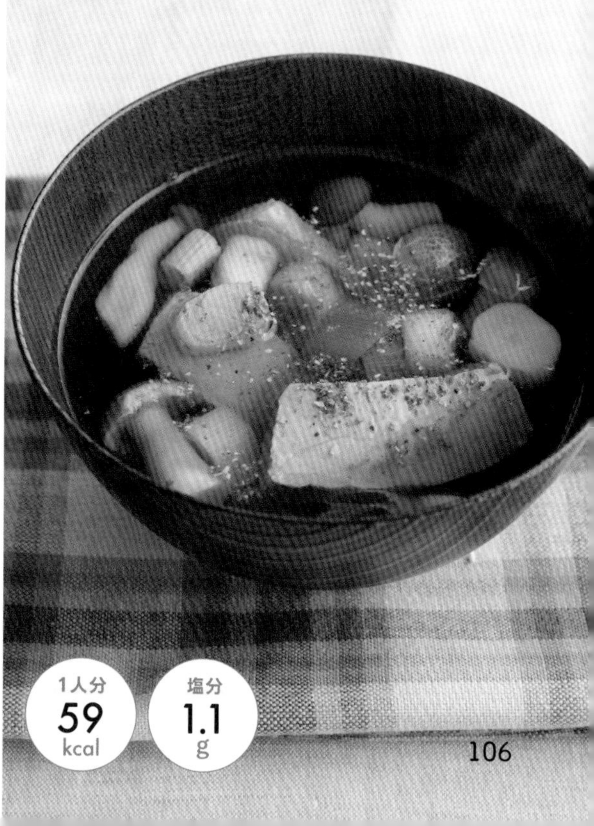

1人分 59 kcal

塩分 1.1 g

材料（1人分）

まぐろの刺身 …… 1～2切れ（40g）
ねぎ …… 1/4本
カットしめじ …… 30g
だし汁 …… 3/4カップ
しょうゆ …… 小さじ1/2
塩 …… 少々
山椒 …… 少々

作り方

1 ねぎは小口切りにする。

2 鍋にだし汁を入れ中火で熱し、沸騰したら、まぐろ、ねぎ、しめじを加えて煮立てる。しょうゆ、塩を加えて味を調える。

3 2を器に盛り、好みで山椒をふる。

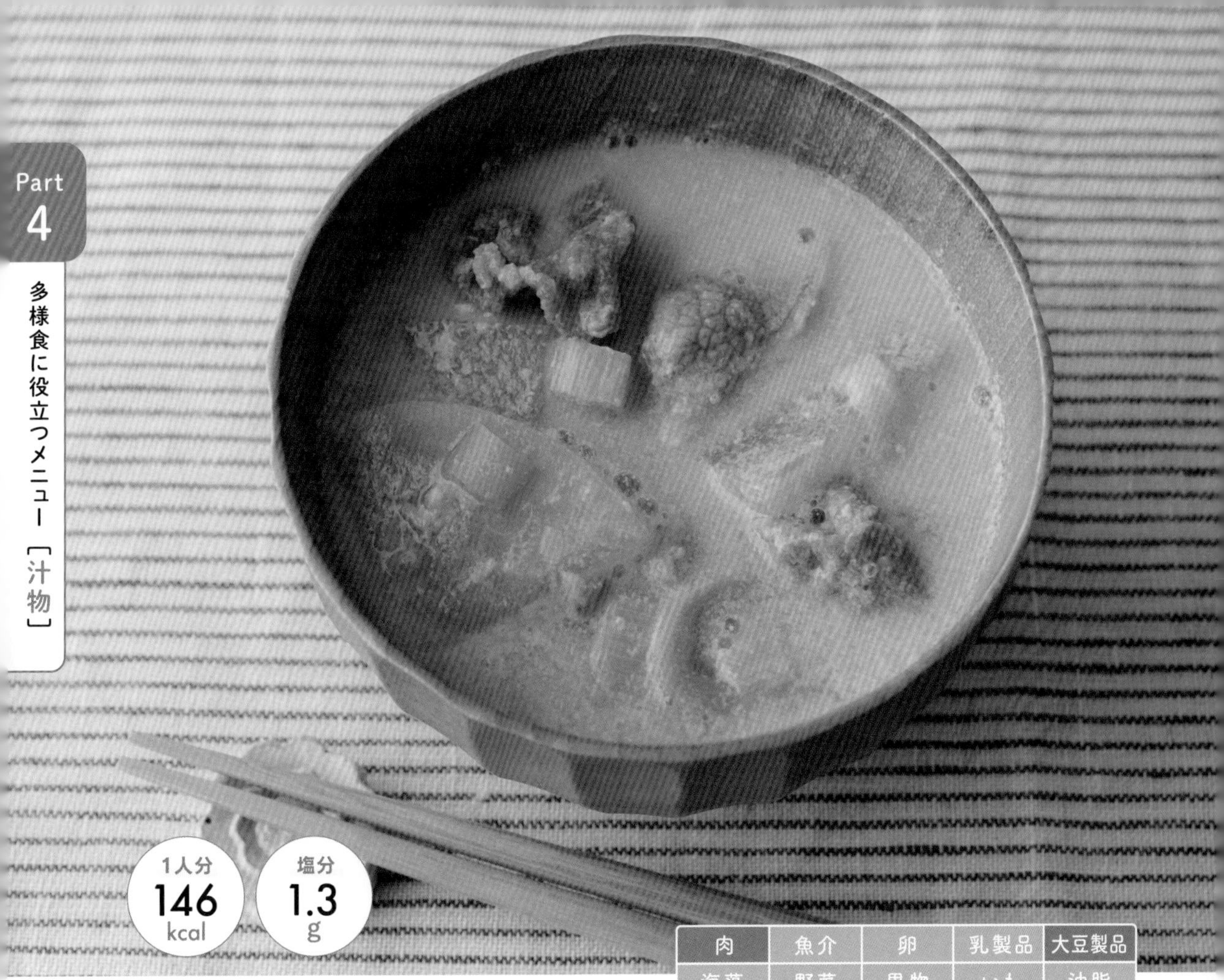

1人分 146 kcal

塩分 1.3 g

肉	魚介	卵	乳製品	大豆製品
海藻	野菜	果物	いも	油脂

豆乳を加えることでコクのある味わいに

大根とねぎの豆乳豚汁

材料（1人分）

豚切り落とし肉（赤身）…… 50g
大根 …… 50g
ねぎ …… 5cm
だし汁 …… 1/2カップ
みそ …… 小さじ1と1/2
豆乳（無調整）…… 1/2カップ

作り方

1 豚肉は一口大に切る。大根は厚めのいちょう切り、ねぎは小口切りにする。

2 鍋にだし汁、大根を入れて中火で煮立てる。ねぎ、豚肉を加えてふたをし、弱火で大根がやわらかくなるまで7～8分煮る。

3 2にみそを溶き入れ、豆乳を加えてひと煮立ちさせる。

※好みで、にんじんやごぼう、こんにゃくなどを入れても。

memo みそ汁に豆乳を使うと味も栄養価もアップ

豆乳を加えることで、みそ汁の味にコクが出て、うま味が増します。また、豆乳には植物性のたんぱく質が豊富に含まれています。なお、豆乳には、無調整豆乳、調製豆乳、豆乳飲料がありますが、料理には豆乳の栄養成分がとれ、味を損なわない無調整豆乳を使いましょう。

市販のもずくでつくる中華スープ

もずくスープ

材料（1人分）

味つけもずく …… 1パック（60g）
トマト …… 1/4個
水 …… 3/4カップ
鶏がらスープの素 …… 少々
しょうゆ …… 小さじ1/2
こしょう …… 少々

作り方

1 トマトは乱切りにする。

2 鍋に水、スープの素を入れて中火で熱し、沸騰したらトマト、パックの汁ごともずくを入れて煮立てる。しょうゆ、こしょうを加えて、味を整える。

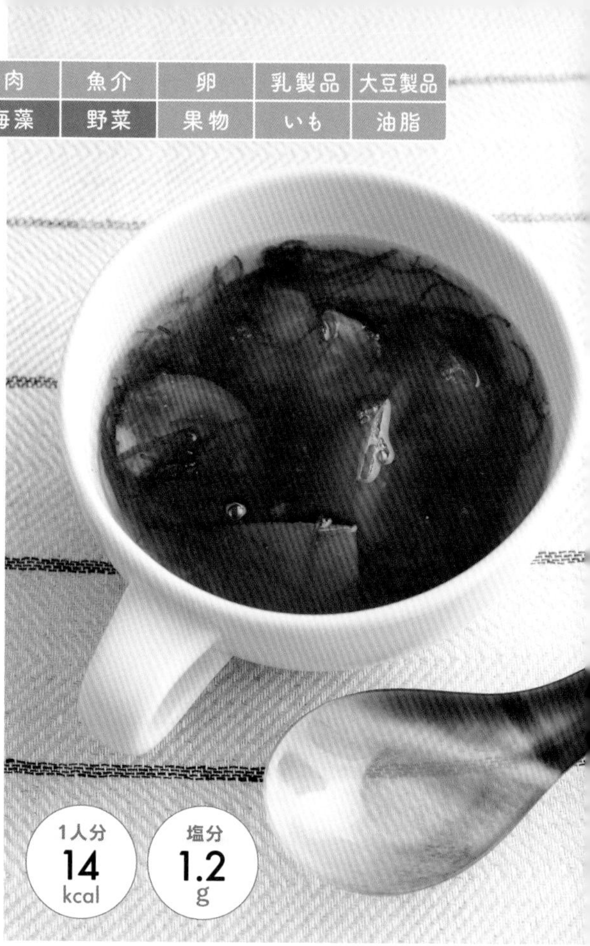

さっぱりした酸味がおいしい

ささみともやしのしょうが酢スープ

材料（1人分）

ささみ …… 1/2本
もやし …… 50g
しょうが（薄切り） …… 2枚
水 …… 3/4カップ
鶏がらスープの素 …… 小さじ1/4
塩・こしょう …… 各少々
酢 …… 小さじ1

作り方

1 ささみ、しょうがはせん切りにする。

2 鍋に水、スープの素を入れ沸騰したら、ささみ、もやし、しょうがを入れて中火で煮立てる。塩、こしょう、酢を加えて、味を調える。

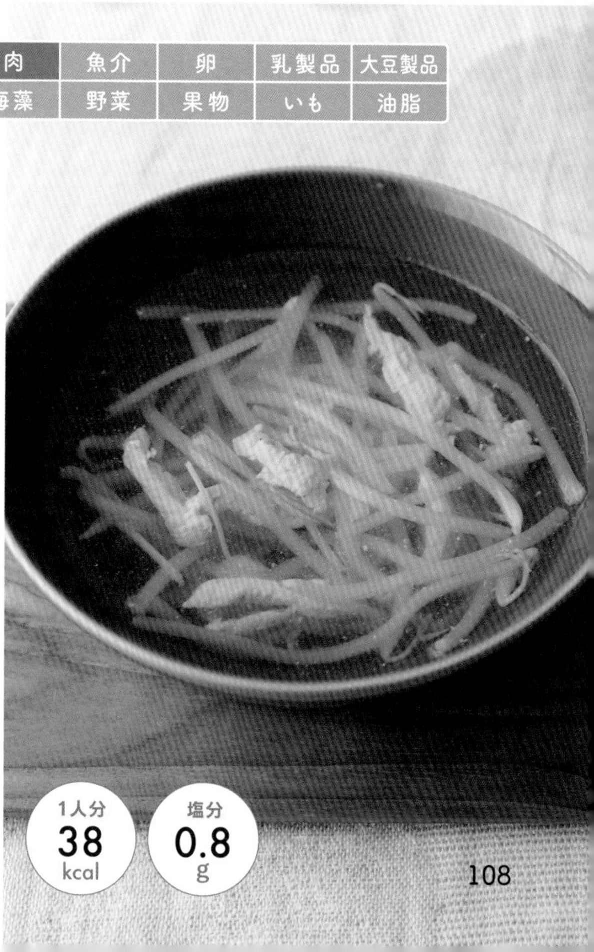

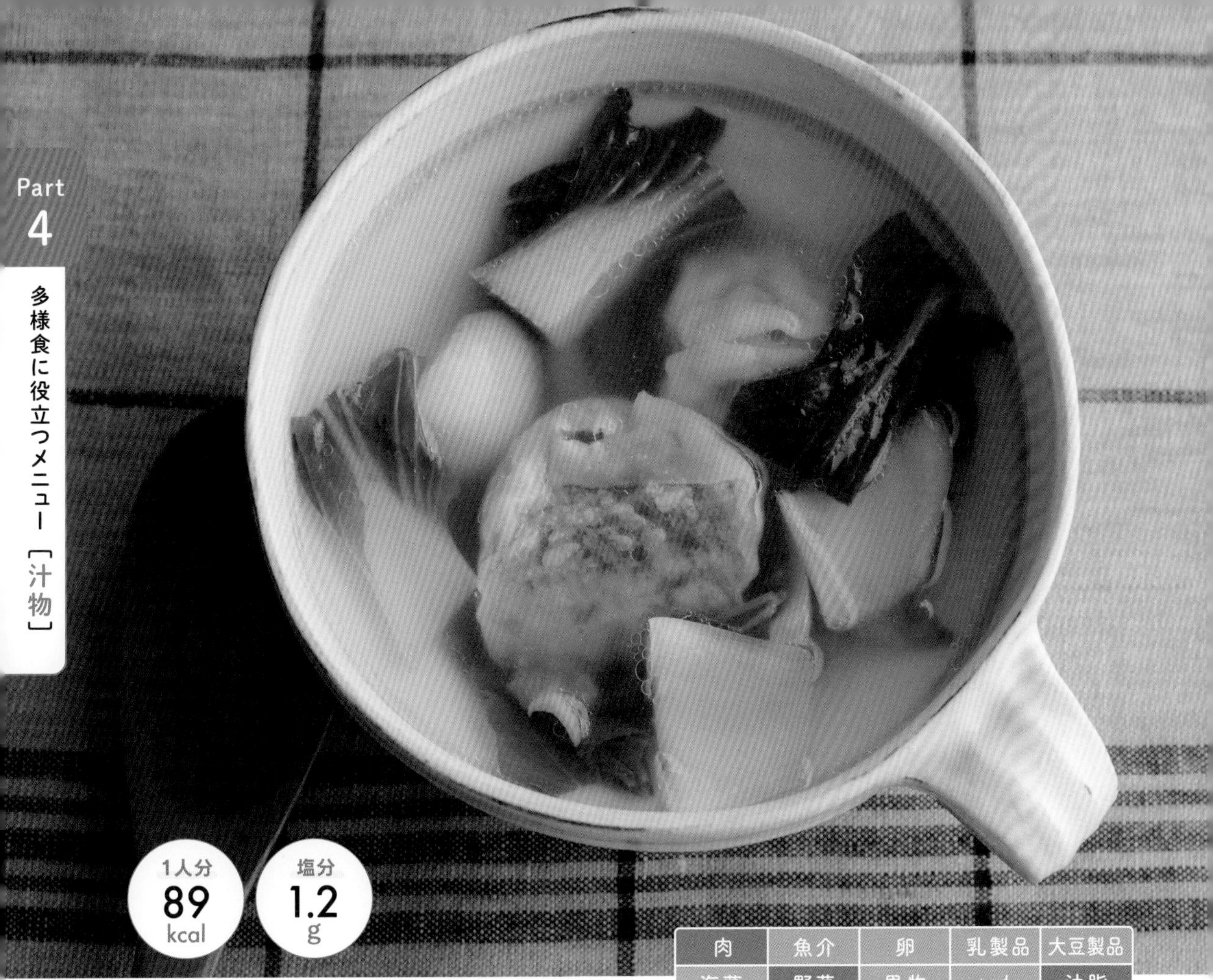

1人分 89 kcal
塩分 1.2 g

肉	魚介	卵	乳製品	大豆製品
海藻	野菜	果物	いも	油脂

シューマイを使った食べる中華スープ

冷凍シューマイとチンゲン菜のスープ

材料（1人分）

冷凍シューマイ …… 1個
チンゲン菜 …… 40g
水 …… 3/4カップ
鶏がらスープの素 …… 小さじ1/4
塩・こしょう …… 各少々
ごま油 …… 小さじ1/2

作り方

1 冷凍のシューマイは表示通りに電子レンジで解凍し、半分に切る。

2 チンゲン菜は2㎝長さに切る。

3 鍋に水、スープの素を入れ中火で熱し、沸騰したら、シューマイ、チンゲン菜を加えて煮立てる。塩、こしょう、ごま油を加えて、味を調える。

memo　汁物の具材に冷凍食品を活用

シューマイやギョーザなどの冷凍食品は、どんな汁物にも合うボリュームのある具材となります。1個だけでもレンジで加熱して使えるので、1人分の汁物をつくるときに便利です。

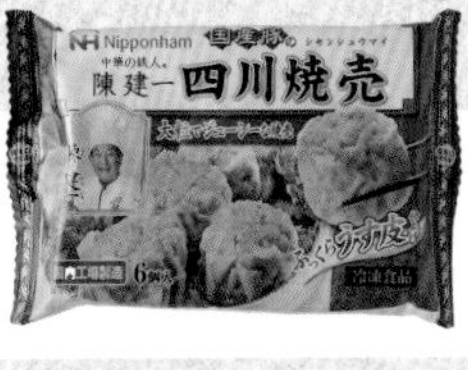

とろみとコーンの甘味が特徴

豆腐とコーンの中華スープ

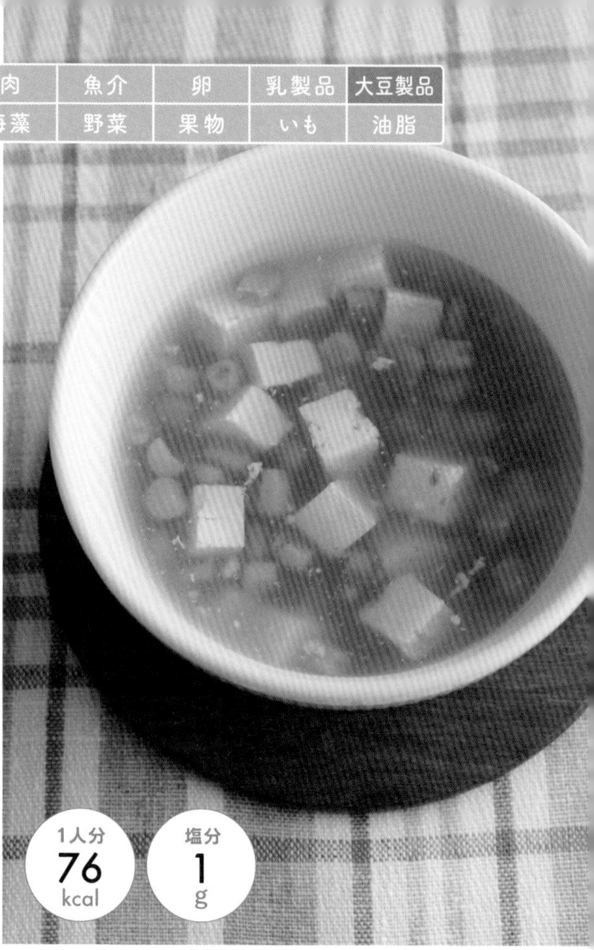

材料（1人分）

木綿豆腐 ····· 50g
コーン（パックまたは缶詰） ····· 30g
水 ····· 3/4カップ
鶏がらスープの素 ····· 小さじ1/4
しょうゆ ····· 小さじ1/4
塩・こしょう ····· 各少々
【水溶き片栗粉】
片栗粉 ····· 小さじ1
水 ····· 小さじ3

作り方

1 豆腐は1cm角に切る。

2 鍋に水、スープの素を入れて中火で熱し、沸騰したら、豆腐、コーン、しょうゆ、塩、こしょうを入れて煮立てる。

3 2に水溶き片栗粉を回し入れ、とろみをつけてひと煮立ちさせる。

豆腐でなめらかな味わいに

ブロッコリーと豆腐のポタージュ

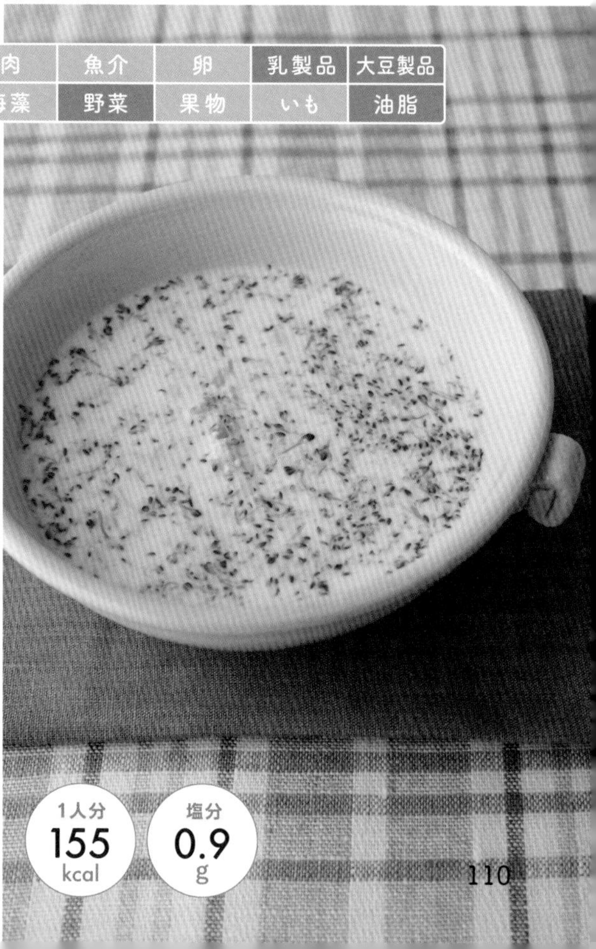

材料（1人分）

ブロッコリー ····· 40g（2〜3房）
玉ねぎ ····· 20g
バター ····· 5g
水 ····· 1/4カップ
洋風スープの素（顆粒） ····· 小さじ1/4
木綿豆腐 ····· 50g
牛乳 ····· 1/2カップ（100mℓ）
塩・こしょう ····· 各少々

作り方

1 ブロッコリーはみじん切り、玉ねぎはせん切りにする。

2 鍋にバターを中火で熱し、1を加えて炒める。

3 2に水、スープの素を入れてふたをする。煮立ったら弱火にして、さらに7〜8分煮る。

4 火を止め、豆腐を加えておたまの背でつぶし、牛乳を加えて混ぜ合わせる。再び火にかけ、塩、こしょうで味を調え、ひと煮立ちさせる。

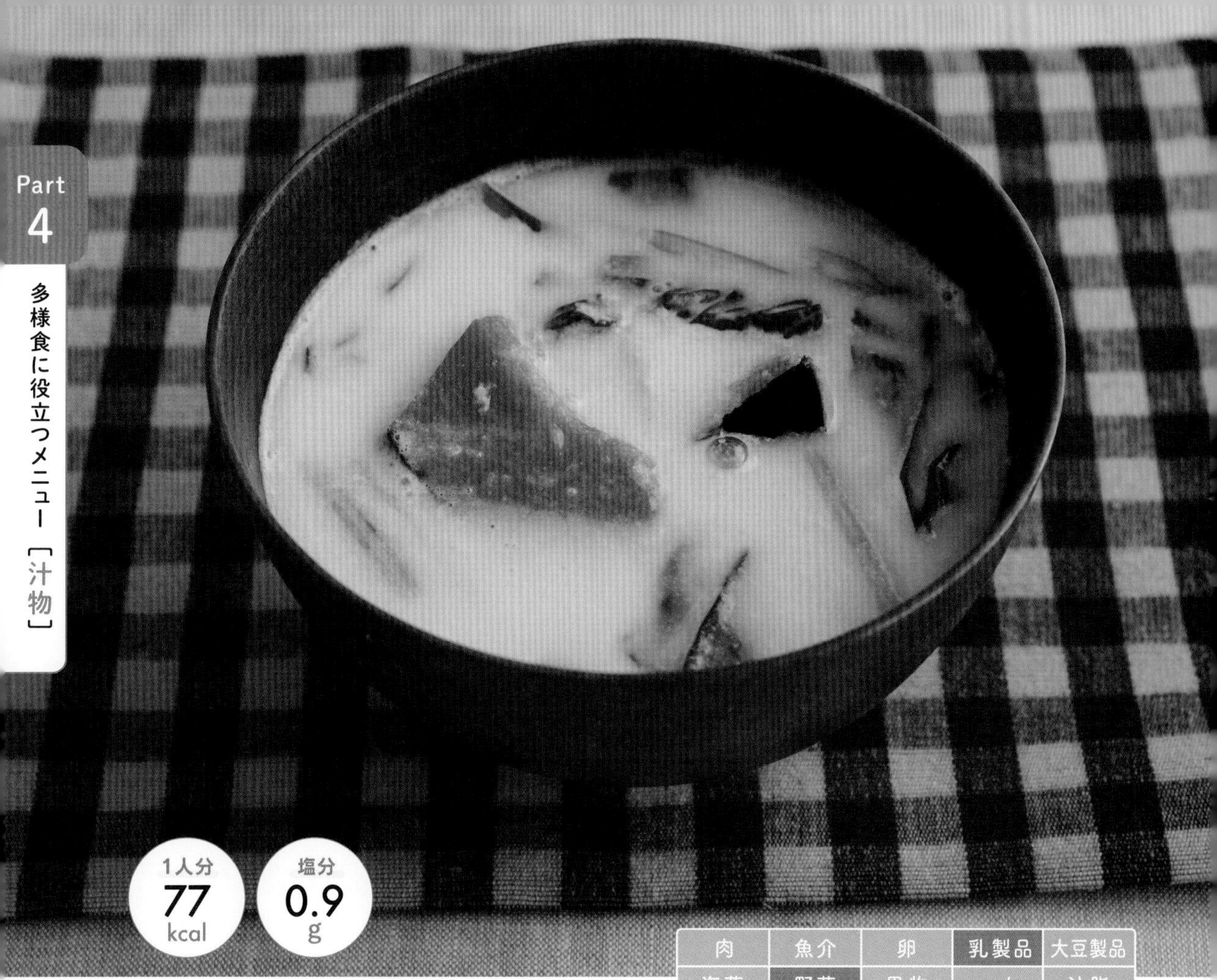

1人分 77 kcal　塩分 0.9 g

肉	魚介	卵	乳製品	大豆製品
海藻	野菜	果物	いも	油脂

牛乳を入れることで栄養アップ

冷凍かぼちゃとほうれん草のミルクみそ汁

材料（1人分）

冷凍かぼちゃ …… 1個（45g）
ほうれん草 …… 40g
だし汁 …… 1/2カップ
みそ …… 小さじ1
牛乳 …… 1/4カップ

作り方

1 冷凍かぼちゃはラップに包み、600Wの電子レンジで1分加熱する。
2 ほうれん草は2cm長さに切る。
3 鍋にだし汁、かぼちゃを入れて中火で煮立てたら、ほうれん草を加える。
4 みそを溶き入れ、牛乳を入れてひと煮立ちさせる。

memo　みそ汁と牛乳の相性は抜群

みそ汁に牛乳を加えることで、コクが出てマイルドな味わいになります。また、みその量を抑えてもコクがあるので減塩にもつながります。10の食品群の一つの乳製品が、みそ汁で簡単にとれるうえ、栄養価もアップします。

主食

ごはん、パン、めん類などは、体のエネルギー源になる炭水化物が多く含まれています。
ここでは、主食１品でもいろいろな栄養素がとれるメニューを紹介します。

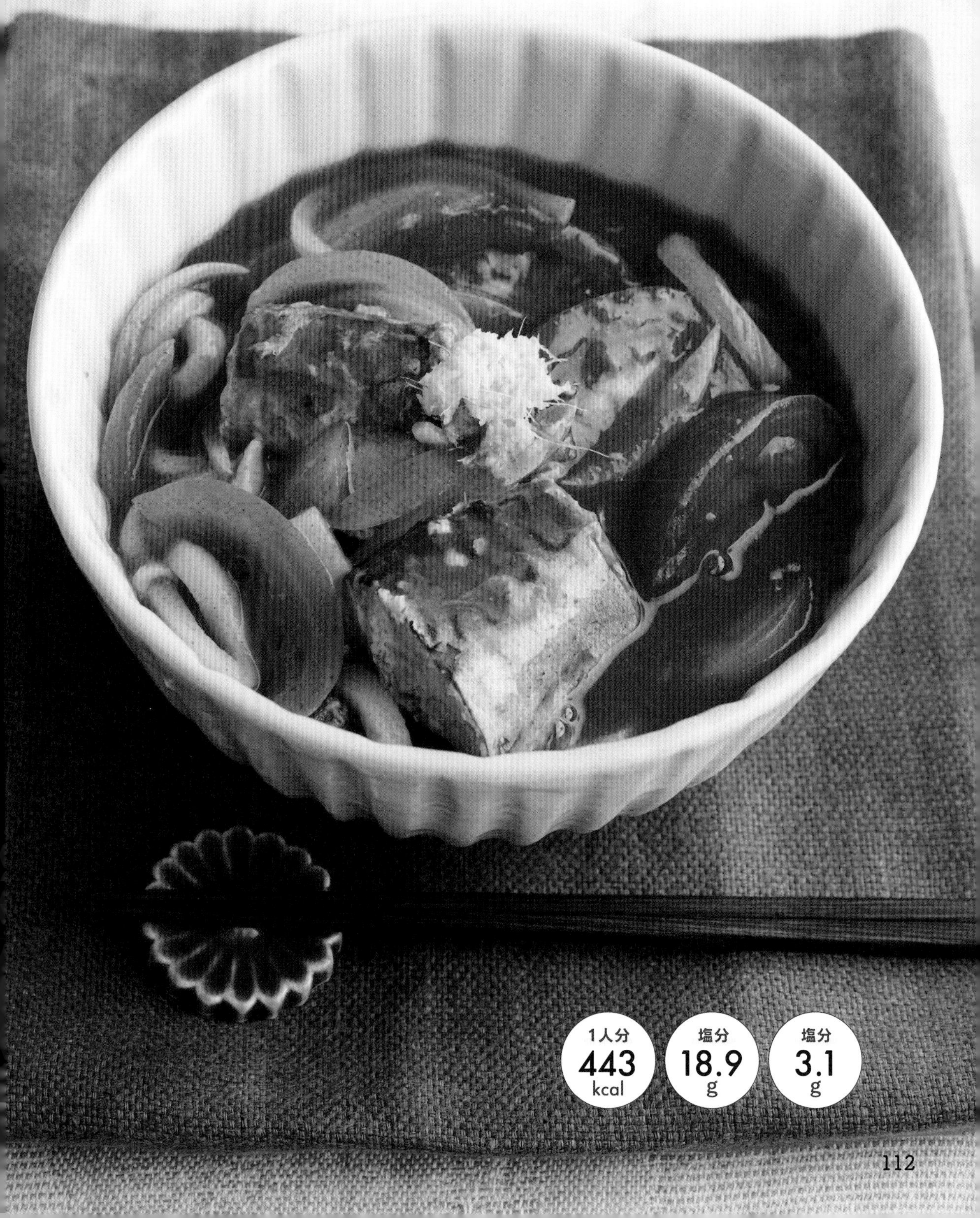

1人分 443 kcal

塩分 18.9 g

塩分 3.1 g

肉	魚介	卵	乳製品	大豆製品
海藻	野菜	果物	いも	油脂

ボリュームとおいしさに満足感

さば缶カレーうどん

材料（1人分）

ゆでうどん …… 1玉
さば水煮缶 …… 1/2缶
玉ねぎ …… 1/4個
トマト …… 1/2個
オリーブ油 …… 小さじ1
だし汁 …… 1と1/2カップ
しょうゆ …… 小さじ1
みりん …… 小さじ1
カレーフレーク …… 大さじ1と1/2

作り方

1 さば缶は汁けを切る。
2 玉ねぎはせん切り、トマトはくし切りにする。
3 鍋にオリーブ油を入れて中火で熱し、玉ねぎを炒める。だし汁を加えて煮立ったら、うどんを入れ、うどんがほぐれるまで煮る。
4 3にしょうゆ、みりん、カレーフレークを入れて混ぜ合わせる。さば缶、トマトを加え、2～3分煮る。
5 4を器に盛り、おろししょうが少々（分量外）を添える。

memo **カレーのスパイスで食欲増進**

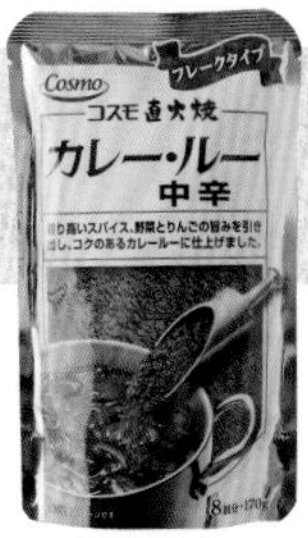

カレーフレークとは、カレーのルーがフレーク状になったものです。うどんにも簡単に使えて便利なうえ、カレーのスパイスには食欲を増進する作用があるので、食欲がなかったり、違った味を楽しみたいときに使うとよいでしょう。

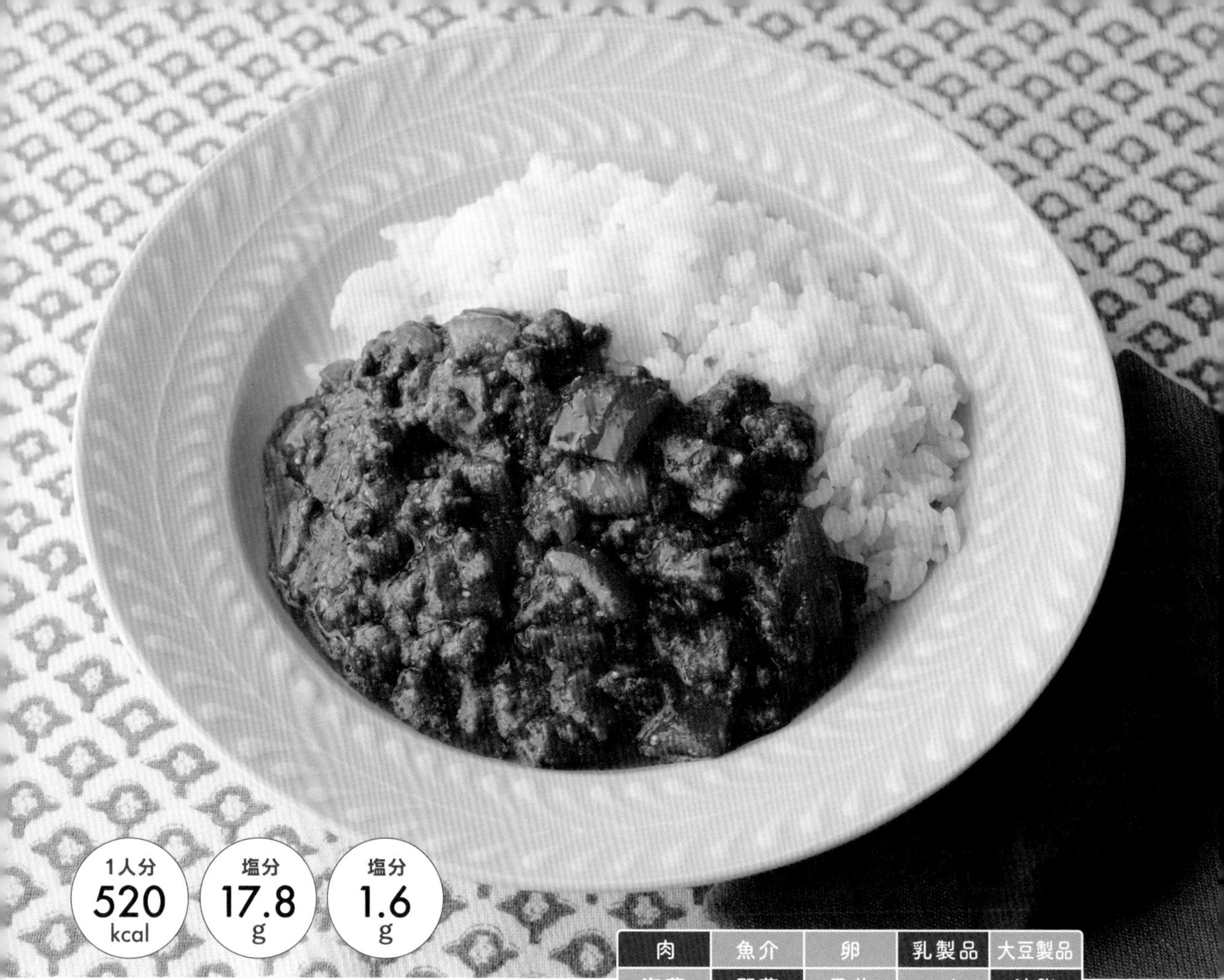

1人分 520 kcal

塩分 17.8 g

塩分 1.6 g

肉	魚介	卵	乳製品	大豆製品
海藻	野菜	果物	いも	油脂

具材がすべて細かくなっていて食べやすい

キーマカレー

材料(1人分)

ごはん 150g
合いびき肉 80g
玉ねぎ 1/8個
赤パプリカ 30g
にんにく 1/4かけ
オリーブ油 小さじ1
水 1/4カップ
A ┌ プレーンヨーグルト 大さじ2
A │ カレーフレーク 大さじ1と1/2
A └ ケチャップ 大さじ1/2
塩・こしょう ..... 各少々

作り方

1 玉ねぎ、にんにくはみじん切り、パプリカは小さめの角切りにする。

2 フライパンにオリーブ油を中火で熱し、ひき肉を炒める。

3 **2**に玉ねぎ、にんにく、パプリカを加えて、さらに炒める。

4 **3**に水を加えて煮立てたら、**A**を加えて混ぜる。煮立ったら弱火にして、さらに4〜5分煮る。

5 塩・こしょうで味を調え、ごはんを入れた器に盛りつける。

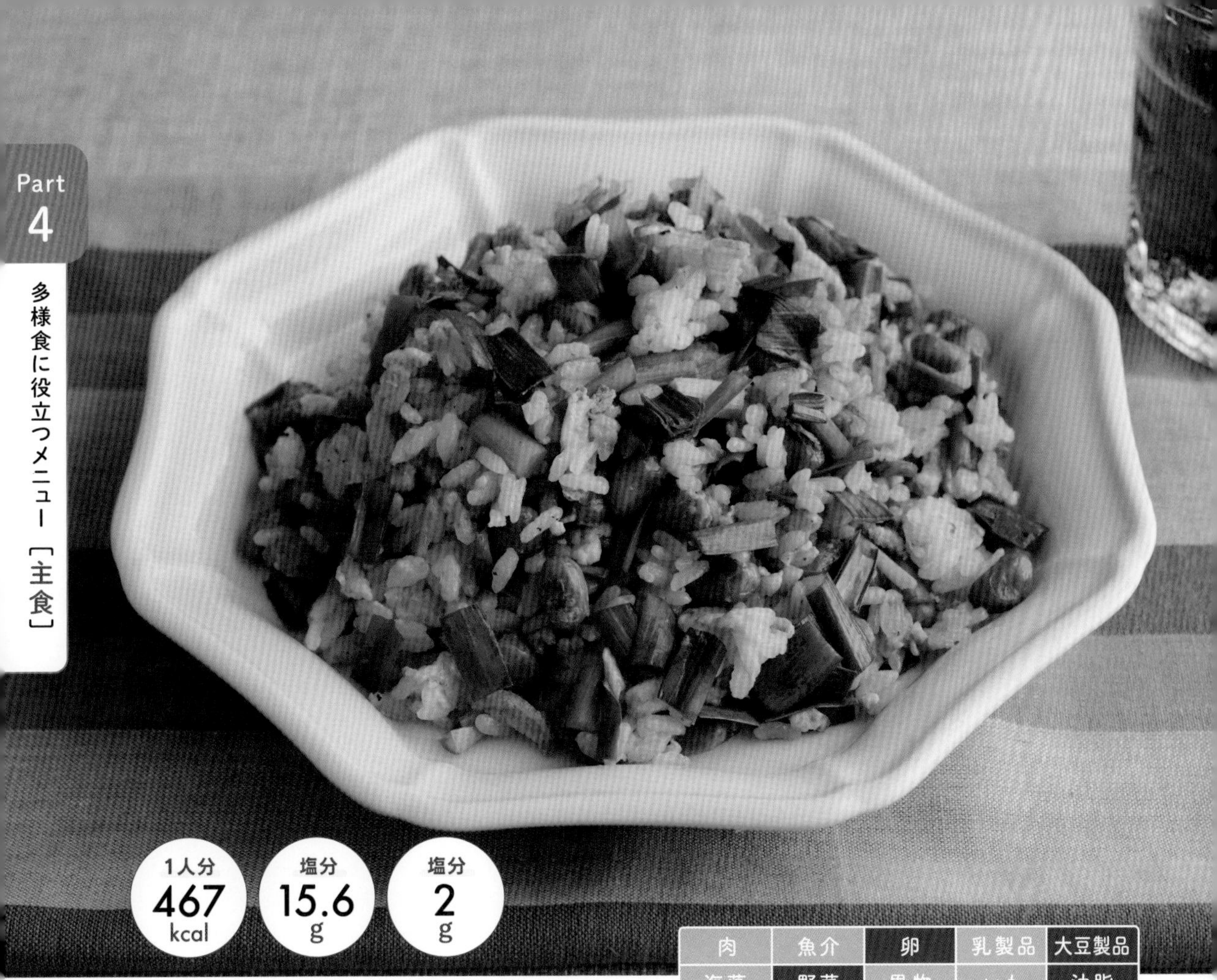

1人分
467
kcal

塩分
15.6
g

塩分
2
g

肉	魚介	卵	乳製品	大豆製品
海藻	野菜	果物	いも	油脂

スタミナアップの元気ごはん

にら納豆チャーハン

材料(1人分)

ごはん …… 150g
卵 …… 1個
にら …… 1/2束
納豆 …… 1パック
しょうゆ …… 小さじ1と1/2
ごま油 …… 小さじ2
塩・こしょう …… 各少々

作り方

1 ボウルに卵を溶きほぐす。にらは1～2cm長さに切る。
2 納豆はしょうゆと、よく混ぜ合わせておく。
3 フライパンにごま油を強火で熱し、溶き卵を流し入れる。卵の上にごはんをのせて炒め合わせる。
4 **3**ににら、納豆、塩、こしょうを加えて炒め合わせる。

memo **温かいごはんは炒めやすい**

チャーハンのごはんは、温かいものだとほぐれやすく、炒めやすくなります。余った冷蔵ごはんを使うときも、できればレンジで温めてからのほうが調理しやすくなります。

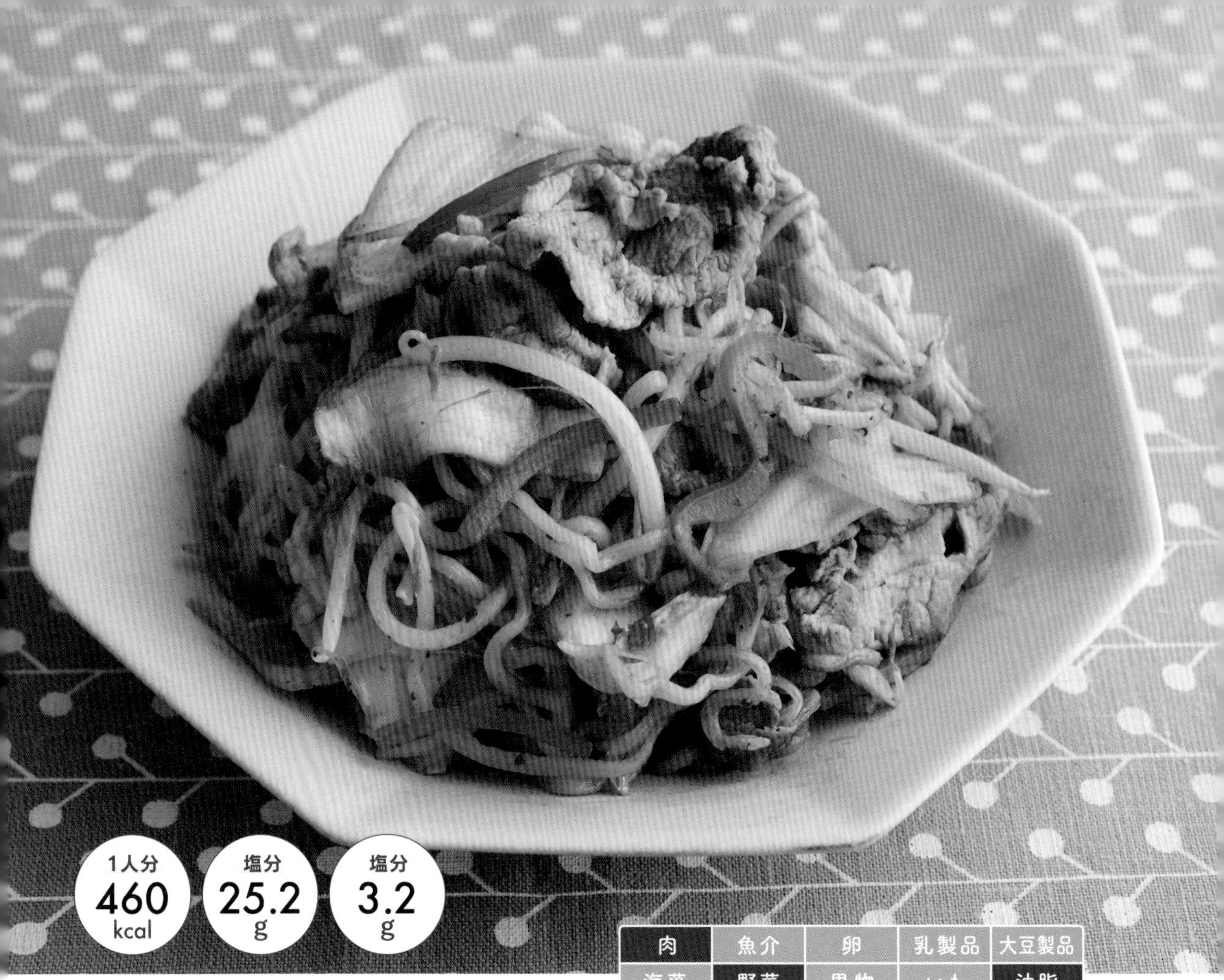

1人分 460 kcal　塩分 25.2 g　塩分 3.2 g

肉	魚介	卵	乳製品	大豆製品
海藻	野菜	果物	いも	油脂

野菜の下ごしらえがないからラク

キムチ焼きそば

材料（1人分）

中華めん（蒸し）…… 1袋
豚切り落とし肉（赤身）…… 80g
カット野菜（野菜ミックス）
…… 100g
キムチ（カットされているもの）
…… 50g
ごま油 …… 小さじ2
しょうゆ …… 小さじ1
こしょう …… 少々

作り方

1 中華めんは袋のまま600Wの電子レンジで1分加熱し、ほぐしておく。豚肉は食べやすい大きさに切る。

2 フライパンにごま油を中火で熱し、豚肉を炒めて色が変わったら、野菜を加えてさらに炒める。

3 **2**の野菜がしんなりしたら、中華めん、キムチを加えて炒める。しょうゆ、こしょうを入れて炒め合わせる。

memo　**市販のカット野菜を使って時短料理**

にんじん、キャベツ、もやしなどの野菜が入った市販のカット野菜は、下ごしらえがいりません。そのまま、すぐに調理に使えるので便利です。皮をむいたり、切ったりする調理作業が面倒なときは、カット野菜や冷凍のミックス野菜を利用するとよいでしょう。

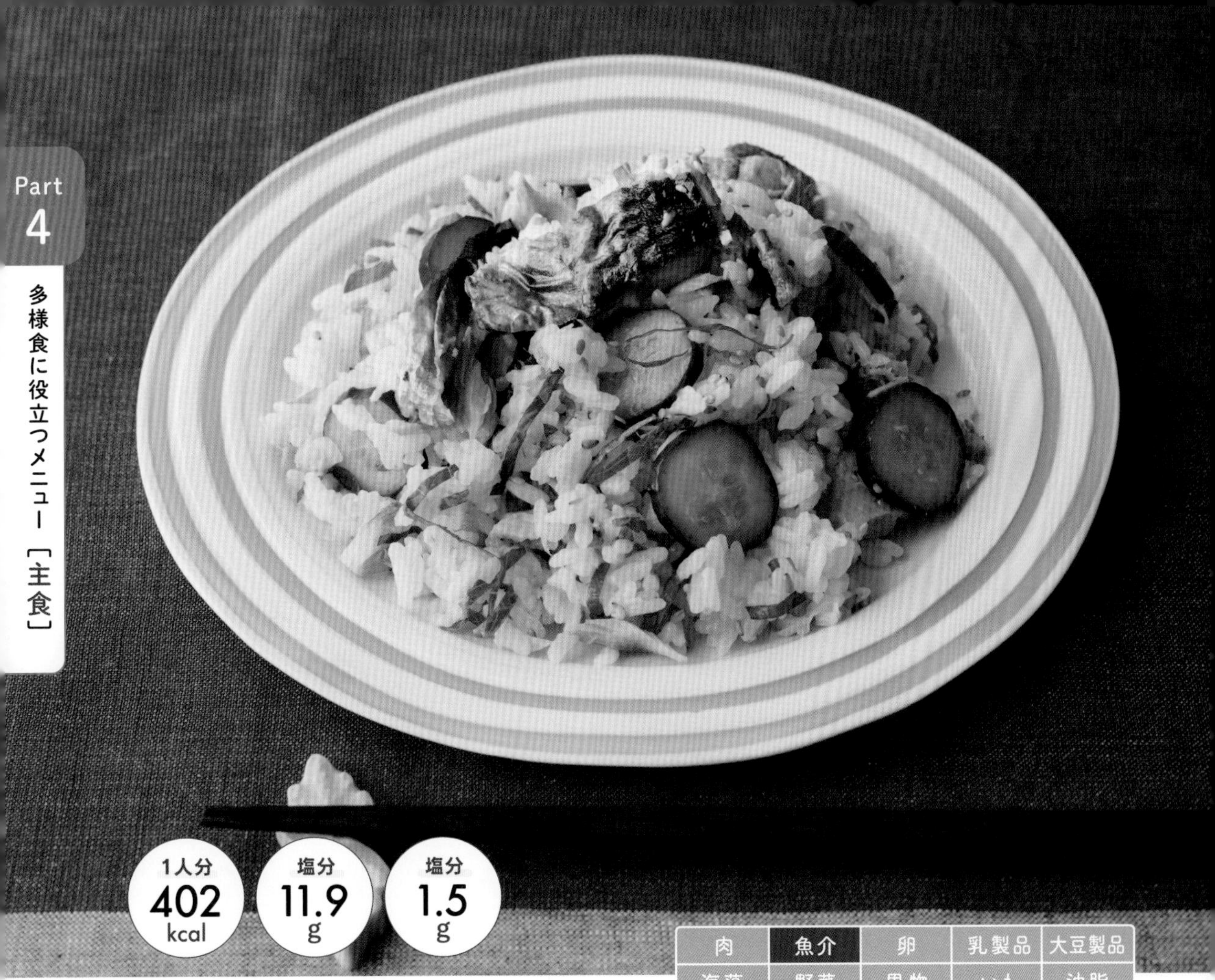

1人分 402 kcal　塩分 11.9 g　塩分 1.5 g

肉	魚介	卵	乳製品	大豆製品
海藻	野菜	果物	いも	油脂

市販の焼きさばを混ぜるだけ

焼きさば寿司

材料（1人分）

ごはん …… 50g
さばの塩焼き（市販品）
…… 1/2枚（50g）
きゅうり …… 1/2本
しょうが（薄切り）…… 2枚
青じそ …… 2枚
A［酢 …… 小さじ2
　 砂糖 …… 小さじ1/2
塩 …… 少々　　炒りごま …… 小さじ1

作り方

1 市販のパックされたさばの塩焼きは表示通りにレンジで温めたら、一口大に切る。

2 きゅうりは小口切りにして、塩をふって混ぜて3分ほど置き、水けをしぼる。しょうがはみじん切り、青じそはせん切りにする。

3 ボウルにごはんを入れ、**A**を加えて混ぜ、すし飯をつくる。**1**、**2**、ごまを加えて混ぜ合わせ、器に盛る。

memo　**市販の焼き魚を使えば手間なし**

魚をグリルで焼くと、後片づけが面倒という人が少なくありません。最近では、焼き魚がパックされているものが市販されています。焼く時間や手間が省けて便利です。

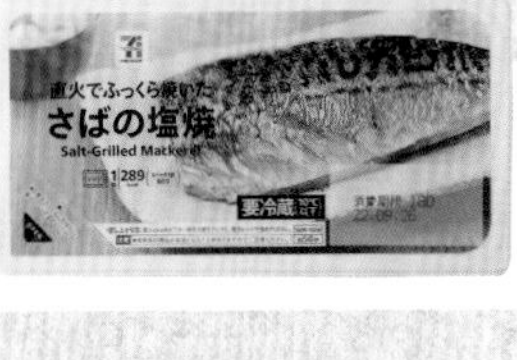

サラダチキンのさっぱりラーメン

鶏そば

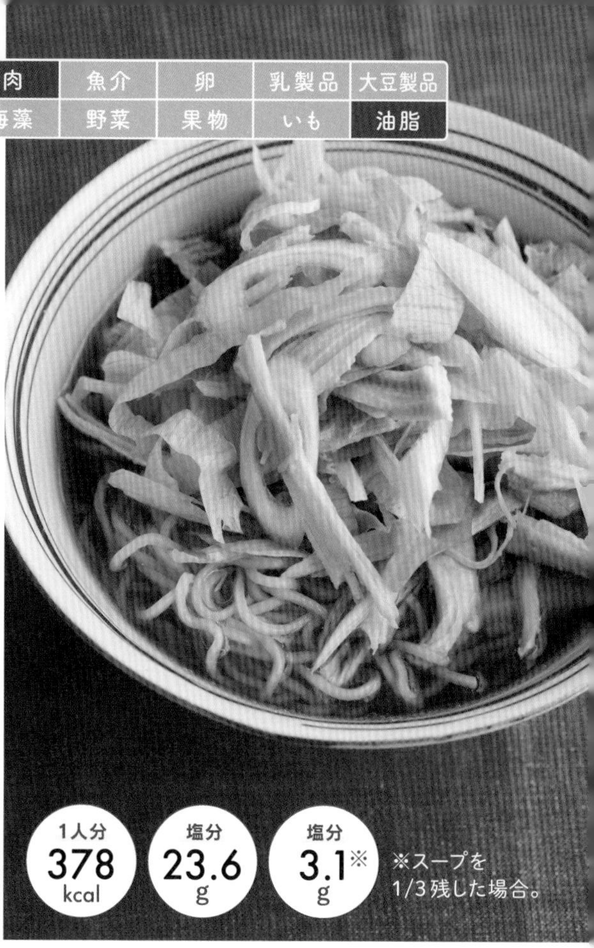

肉	魚介	卵	乳製品	大豆製品
海藻	野菜	果物	いも	油脂

材料（1人分）

ラーメン（しょうゆ味のインスタント乾麺または生麺）
…… 1食分
サラダチキン …… 1/2枚
レタス …… 1/2枚
ねぎ …… 4cm
ごま油 …… 小さじ1
こしょう …… 少々

作り方

1 レタスはせん切り、ねぎは斜め薄切りにする。

2 サラダチキンは細かくさいて、ボウルに入れ、ごま油、こしょうと混ぜ合わせる。

3 鍋に湯を沸かし、ラーメンに添付されているスープを半量にしてラーメンを表示通りにつくり、器に移し、**1**と**2**をのせる。

1人分 378 kcal
塩分 23.6 g
塩分 3.1 g※
※スープを1/3残した場合。

さけフレークで彩りよく

ピザトースト

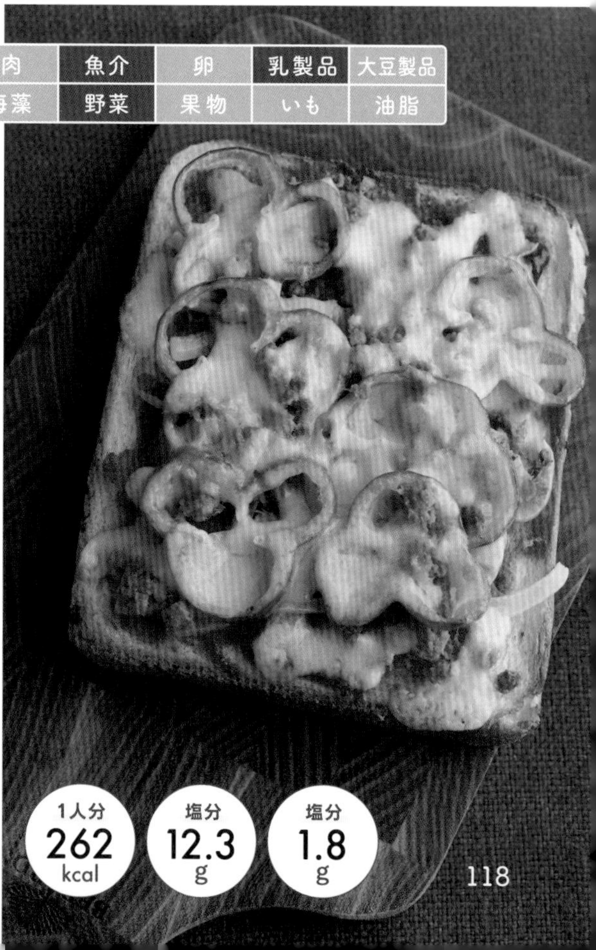

肉	魚介	卵	乳製品	大豆製品
海藻	野菜	果物	いも	油脂

材料（1人分）

食パン（6枚切り）
…… 1枚
ピーマン …… 1/2個
玉ねぎ …… 20g
さけフレーク …… 大さじ1
ケチャップ …… 小さじ2
ピザ用チーズ …… 20g

作り方

1 ピーマンは縦半分に切り、へたと種を除いて輪切りにする。玉ねぎはせん切りにする。

2 食パンにケチャップを塗り、ピーマン、玉ねぎ、さけフレークを散らしてチーズを全体にのせる。

3 オーブントースターで10分ほど焼く。

1人分 262 kcal
塩分 12.3 g
塩分 1.8 g

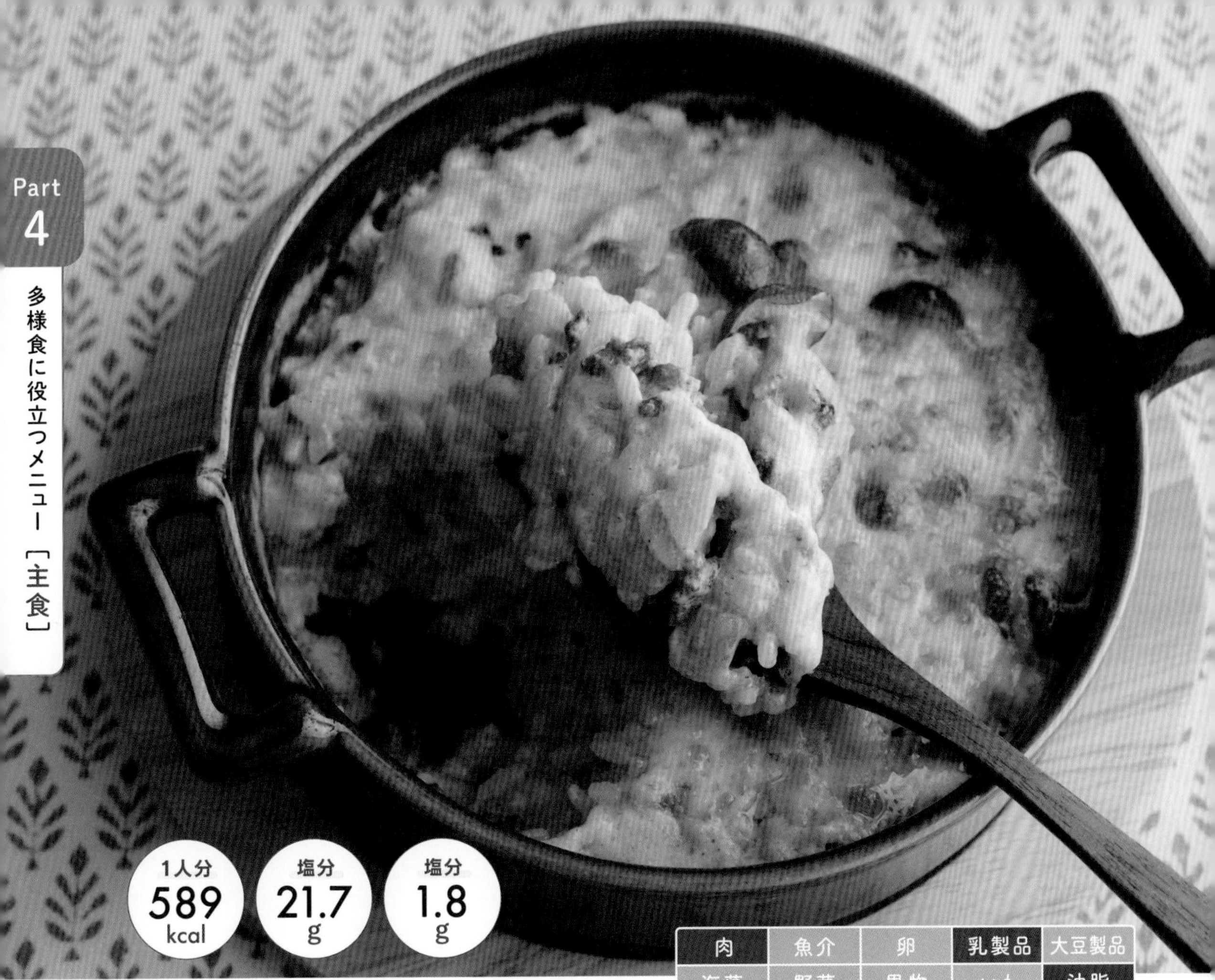

1人分 589 kcal
塩分 21.7 g
塩分 1.8 g

肉	魚介	卵	乳製品	大豆製品
海藻	野菜	果物	いも	油脂

濃厚な味わいのドリア

ミルクライスのチーズ焼き

材料（1人分）

ごはん（温かい）…… 150g
合いびき肉 …… 50g
玉ねぎ …… 1/8個
バター …… 10g
カットしめじ …… 50g
牛乳 …… 3/4カップ
塩 …… 小さじ1/6
こしょう …… 少々
ピザ用チーズ …… 20g

作り方

1 玉ねぎはみじん切りにする。

2 フライパンにバターを中火で熱し、ひき肉、玉ねぎ、しめじを炒め、ごはんを加えて炒め合わせる。

3 **2**に牛乳を入れて煮立たせ、塩、こしょうで味を調える。

4 耐熱皿に**3**を入れ、チーズを全体に散らす。オーブントースターで10分ほど、焼き色がつくまで焼く。

おやつ

1日3食の食事でとれない栄養は、おやつで補いましょう。
果物や乳製品、いも類などは、おやつでとるのがおすすめです。

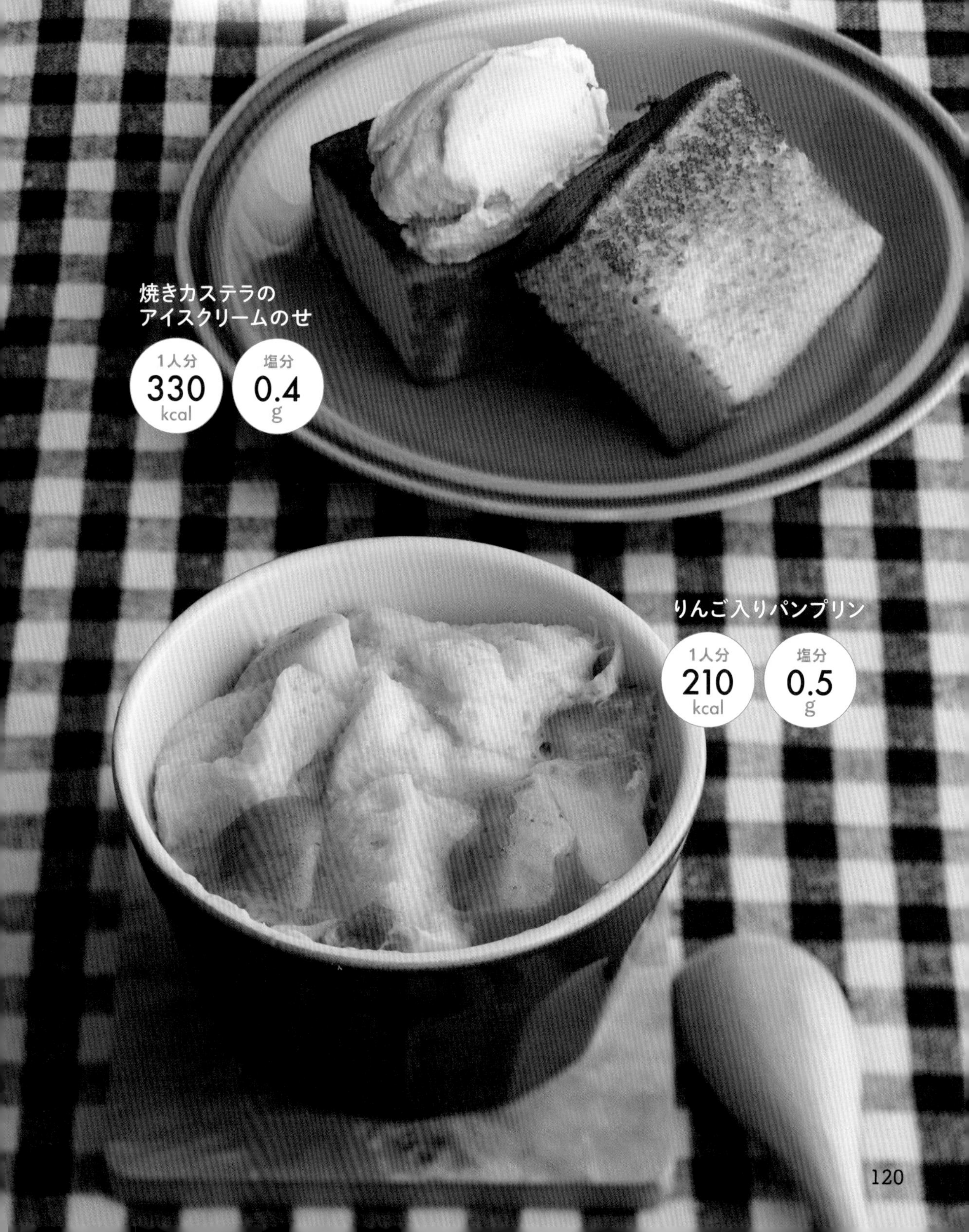

焼きカステラの
アイスクリームのせ

1人分 330 kcal　塩分 0.4 g

りんご入りパンプリン

1人分 210 kcal　塩分 0.5 g

肉	魚介	卵	乳製品	大豆製品
海藻	野菜	果物	いも	油脂

熱いカステラにアイスが合う

焼きカステラのアイスクリームのせ

材料(1人分)

カステラ ····· 2切れ
バニラアイスクリーム ····· 適量

作り方

1 カステラはオーブントースターで、表面が少しきつね色になるまで焼く。

2 器に盛り、熱いカステラの上にアイスクリームをのせる。

肉	魚介	卵	乳製品	大豆製品
海藻	野菜	果物	いも	油脂

身近なパンとりんごを使ったスイーツ

りんご入りパンプリン

材料(1人分)

食パン(6枚切り) ····· 1/2枚
りんご ····· 小1/4個(50g)
牛乳 ····· 大さじ4
砂糖 ····· 大さじ1
卵 ····· 1/2個
バニラエッセンス ····· 少々

作り方

1 パンは2cm角に切る。りんごは皮をむいて芯を取り除いたらラップに包み、600Wの電子レンジで1分加熱して、いちょう切りにする。

2 耐熱容器に牛乳、砂糖、卵、バニラエッセンスを入れて混ぜる(卵液)。パンを加えて5分ほど置き、卵液をよくしみ込ませる。

3 2にりんごをのせ、ふんわりとラップをして、600Wの電子レンジで1分30秒加熱する。

memo 果物は、おやつとして最適

果物には、ビタミンやミネラルが豊富に含まれています。なかでもりんごやバナナは、そのまま食べてもおいしいですが、加熱すると甘みが増すのでスイーツの食材としても最適です。

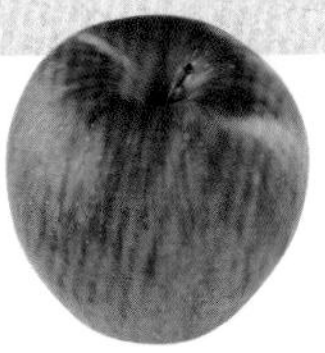

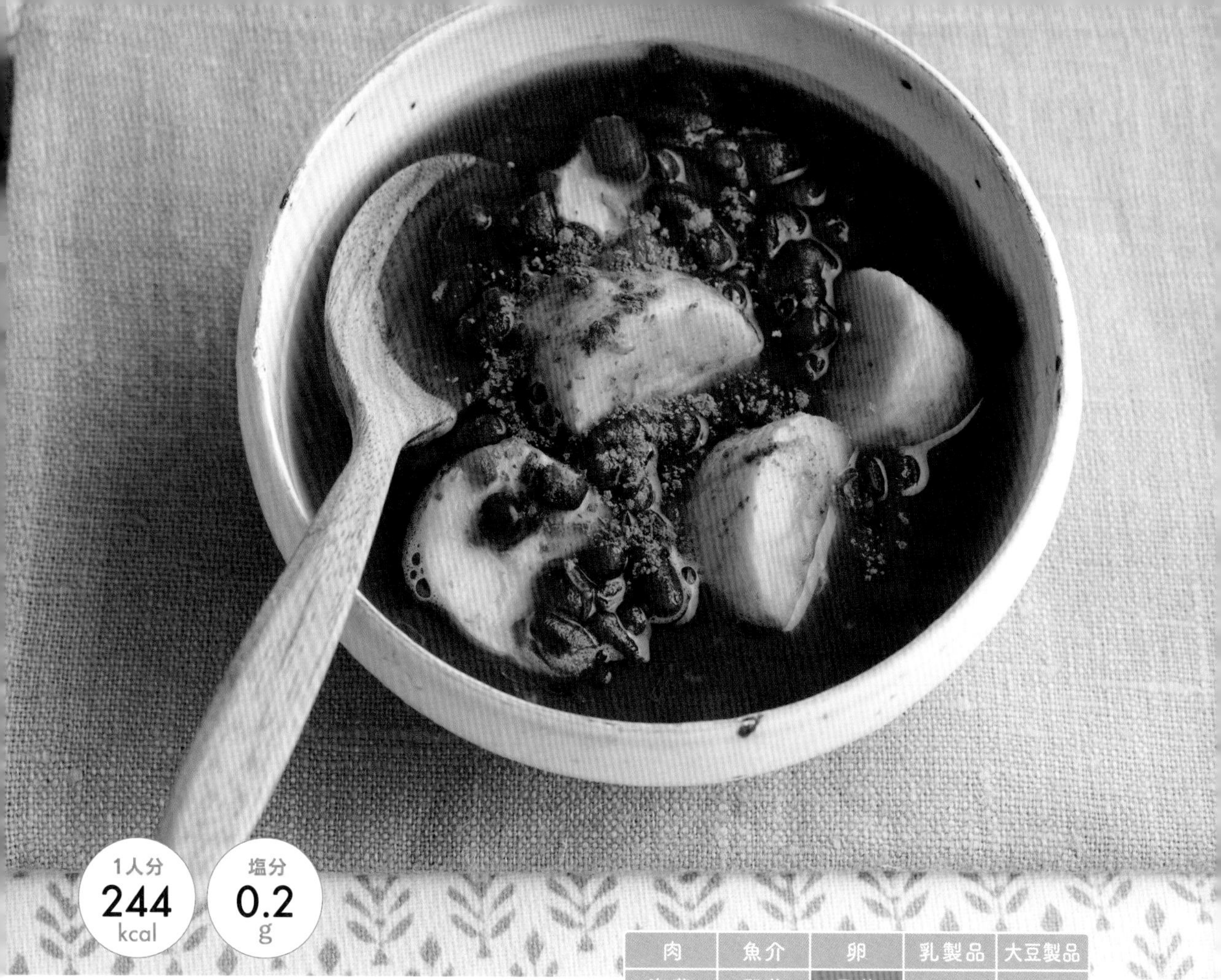

1人分
244
kcal

塩分
0.2
g

肉	魚介	卵	乳製品	大豆製品
海藻	野菜	果物	いも	油脂

栄養価が高いおいしい甘味

バナナぜんざい

材料（1人分）

バナナ …… 1/2本
ゆであずき（市販品）
…… 100g
水 …… 1/2カップ弱
シナモンパウダー …… 少々

作り方

1 バナナは乱切りにする。
2 鍋にゆであずき、水を入れて中火で煮立てる。バナナを加えて、ひと煮立ちさせる。
3 2を器に盛り、シナモンパウダーをふりかける。

memo　果物＋あずきは最強

果物と、ゆであずきの相性は抜群。いちごやパイナップルなどに、温めたゆであずきを添えて食べてもよいでしょう。なお、あずきをゆでるのは手間なので、ゆであずき缶を利用すると便利です。

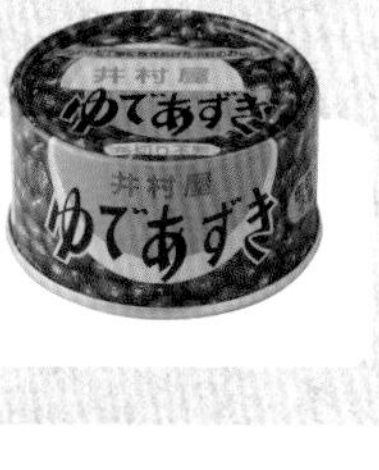

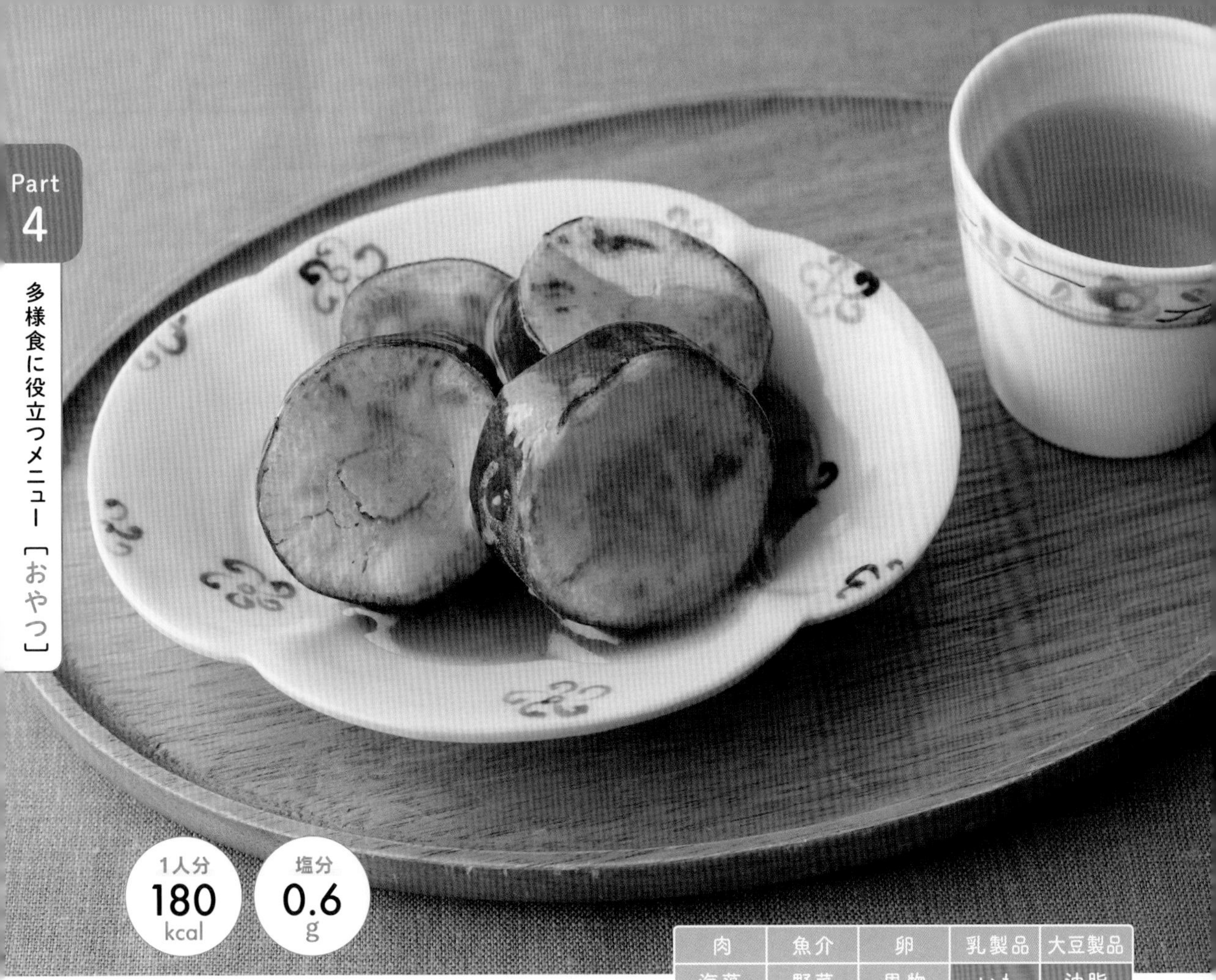

1人分 180 kcal　塩分 0.6 g

肉	魚介	卵	乳製品	大豆製品
海藻	野菜	果物	いも	油脂

腹持ちがよいおやつ

さつまいものみたらしあんかけ

材料(1人分)

さつまいも ····· 100g
サラダ油 ····· 小さじ1
だし汁 ····· 大さじ3
しょうゆ ····· 小さじ1/2
砂糖 ····· 小さじ1
【水溶き片栗粉】
片栗粉 ····· 小さじ1/4
水 ····· 小さじ2

作り方

1 さつまいもはラップに包み、600Wの電子レンジで1分50秒加熱して、輪切りにする。

2 フライパンにサラダ油を中火で熱し、さつまいもを入れて両面焼く。

3 鍋にだし汁、しょうゆ、砂糖を入れて弱火で煮立てる。水溶き片栗粉を回し入れ、とろみをつけてひと煮立ちさせ、器に盛りつけたさつまいもにかける。

memo　いも類はおやつでとっても

主菜や副菜でいも類がとれないときは、おやつでとるのがおすすめです。市販の焼きいも、大学いもなら、気軽にとれます。

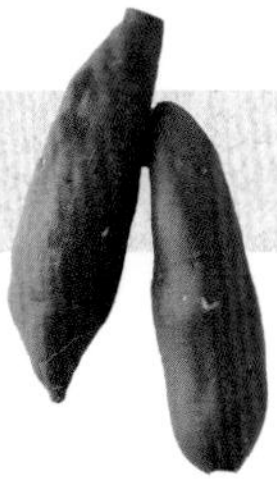

70歳からの食事と健康Q&A

足りない栄養は、サプリメントでとってもOK?

過剰摂取は弊害が大きいので栄養はできるだけ食品からとろう

かむ力など口腔機能が著しく低下して食事がとりにくくなった人、食が極端に細くなってしまった人などは、かかりつけの医師や栄養士などの指導のもと、足りない栄養を健康補助食品のサプリメントや、栄養補助食品のゼリーやドリンクなどで補うのはよいことです。

しかし、普通に食事ができる状態であれば、栄養はさまざまな食品から摂取するのが一番。食事をおろそかにしてサプリメントに頼りすぎるのは危険です。

というのも、サプリメントは成分が凝縮されているので、単一の栄養のサプリメントを飲み続けていると、過剰摂取の弊害が起こりやすくなるからです。

例えば、トマトに多く含まれる抗酸化物質のリコピン。製品によっては、トマト20個分のリコピンがサプリメント1粒に凝縮されていることもあります。それを毎日飲み続けていると、通常では考えられない量のリコピンを摂取してしまい、健康を損なうことがあります。

特にビタミンA、D、E、Kなどの油に溶けやすい脂溶性ビタミンは、過剰摂取すると弊害が起こりやすいといわれています。ビタミンC、葉酸など水に溶けやすい水溶性ビタミンは、多めに摂取しても尿などと一緒に排泄されるといわれますが、大量にとるとやはり問題です。

EPAやDHAのサプリメントも過剰摂取すると、血液がサラサラになりすぎて、脳出血など出血性疾患につながるリスクが高くなるといわれます。EPAやDHAは、サプリメントよりも魚からとれば、EPAやDHA以外に、たんぱく質や鉄など体に重要なほかの栄養素もとることができます。

さまざまな栄養が含まれる食品をバランスよく食べることが、何より重要です。

たんぱく質不足は、プロテインを飲めば大丈夫?

食事でたんぱく質不足にならないようにするのが基本 ただ食事でとれない場合は総合栄養補助食品を利用するのも一つ

プロテインはたんぱく質を表す英語ですが、日本ではたんぱく質を主成分にした粉末の栄養補助食品を指すのが一般的です。

高齢期は、たんぱく質不足になりがちですが、最初からプロテインさえ飲めばよいという考えはよくありません。

栄養は食事からとるのが基本。たんぱく質は、肉や魚、大豆・大豆製品、牛乳・乳製品などに多く含まれています。口腔機能が低下して食事から栄養がうまくとれない人以外は、食事からたんぱく質を摂取するようにしましょう。食事でたんぱく質が十分に摂取できていれば、プロテインを摂取する必要はありません。

また、プロテインには、動物性（肉や魚に含まれるたんぱく質）と植物性（小麦や大豆などに含まれるたんぱく質）があり、それぞれ特徴が異なるほか、種類によって吸収率やエネルギー量が違います。摂取のしかたによっては過剰摂取による弊害が生じることもあります。

よって、プロテイン単独よりもプロテインを含む総合栄養補助食品のほうがよいと思われます。

食欲がなくて食べられないときは、どうすればいい?

味つけを工夫したり 環境を変えたりすることで食欲が出ることも

食欲がないときは、無理して食べる必要はありません。しかし、1日ほとんど何も食べない日が続くのは問題です。

食欲が出ない原因として考えられるのは、まずは病気。医療機関で調べてもらいましょう。異常がないのに食欲が出ない原因で多いのが運動不足。消費エネルギーが少ないと、おなかが減りません。毎日ウォーキングやラジオ体操などをしたり、遠くの店まで歩いて買い物に行くようにしたり、ウインドウショッピングを楽しんだり、できるだけ体を動かす習慣をつけましょう。

また、にんにく、しょうが、カレー粉などのスパイスや、梅干しや酢の物などには食欲を増進する作用があるので、料理の味つけを工夫するのも一つです。

さらに、たまには外食をしたり、お弁当をつくって公園などで食べたり、食べる環境を変えてみるのもおすすめです。そのときは、気の合う人たちと一緒に楽しくおしゃべりしながら食べると、さらに食欲がアップするでしょう。

体重管理は、どう考えたらいいの？

高齢期は多少体重が増えてもOK やせるほうがむしろ危険

健康のために、太らないよう食事のカロリーを気にしすぎて、少食になる人が少なくありません。

しかし、高齢期の体重管理の常識は、太らないことではなく、やせないこと。低栄養による「やせ」は健康リスクが高くなります。

体重が多少増えて「小太り」になるのは、むしろ歓迎すべきでしょう。

なお、増える体重は体脂肪（内臓脂肪を含めた体の脂肪）ではなく、除脂肪量（体重から体脂肪を除いた骨や筋肉などの重さ）のほうが望ましいです。そのためには、多様な食品摂取で体に十分な栄養をとるのと同時に、運動（活発な家事や労働などの生活活動を含む）を行って筋肉量を維持しましょう。

塩分摂取には、気をつけたほうがいい？

塩分のとりすぎはよくないが 高齢期は極端に減塩しすぎないことも大切

塩分のとりすぎは、高血圧を招きます。そのため、中年期はメタボ予防として減塩を心がけることは重要でした。

しかし、メタボ予防からフレイル予防へと健康常識が変わる高齢期は、塩分のとりすぎに注意はするものの、厳格に減塩しなくてもよいと思います。

というのは、高齢期になると味覚が低下してくるため、減塩で味がたんぱくになるとおいしくないと感じ、食欲低下につながることがあるからです。

フレイル予防のためには、しっかり食べて低栄養にならないことが大切。減塩しすぎて食欲が低下しては逆効果です。

高齢期は、フレイル予防の観点から厳密な減塩よりも食欲を重視しましょう。あまり極端な制限をせず、フレイル予防と持病の管理をすることです。

高齢になっても、筋力はつくの？

筋力は年齢とともに低下するが筋肉を使えば鍛えられる

何歳になっても体を動かして筋肉を使えば、筋肉量を維持することができます。筋力をつけるには、負荷をかけた運動が効果的です。といっても、突然、ジムで重い負荷がかかるような筋トレをすると、かえって筋肉を傷めてしまいます。

階段や坂道を上るだけでも、筋トレになります。その際、両手に荷物を持てば、さらに負荷が加わるので、足腰の筋肉が鍛えられます。日常生活の中で、家事を含めて積極的に体を動かすほか、自分の体重を負荷にした簡単な筋トレを行うようにしましょう。

運動をすることで、血行がよくなるほか、骨も強くなります。

要介護のリスクが高くなる ロコモの予防法は？

運動を心がけて運動器の機能を維持することが大切

ロコモとは、ロコモティブシンドローム（運動器症候群）の略で、加齢とともに体を動かす筋肉や骨、関節、神経などの運動器の機能が低下し、要介護状態になるリスクが高い状態を指します。そのため、運動器の機能維持が、健康寿命をのばすカギともいわれます。

ロコモの原因の一つは、加齢による筋力とバランス能力の低下です。特に、下半身の筋肉が衰えてバランスがとれなくなると、転倒による骨折をしやすくなります。次に、骨や関節の病気があげられます。骨粗しょう症（骨量などが減少して骨折しやすくなる病気）、変形性膝関節症（膝関節の軟骨がすり減り、炎症を起こして痛みが生じる病気）、脊柱管狭窄症（背中の脊柱管の神経が圧迫されて腰痛や足のしびれ、痛みなどが生じる病気）は、ロコモを招く3大疾患といわれています。

これらを防ぐには、日常的に体を動かすこと。運動器は、使うことで強化したり、加齢に伴う衰えを遅らせたりすることができるからです。

ロコチェック

次の項目の中で、1つでも心当たりがあれば、ロコモの可能性があります。

❶ 片脚立ちで靴下がはけない
❷ 家の中で、つまずいたり、すべったりする
❸ 階段を上がるのに手すりが必要である
❹ 家のやや重い仕事が困難である（掃除機の使用、布団の上げ下ろしなど）
❺ 2kg程度の買い物をして持ち帰るのが困難である（1ℓの牛乳パック2個程度）
❻ 15分くらい続けて歩くことができない
❼ 横断歩道を青信号で渡りきれない

出典：ロコモティブシンドローム予防啓発公式サイト（日本整形外科学会）

監修

新開省二（しんかい・しょうじ）

女子栄養大学教授。医師・医学博士。
1984年愛媛大学大学院医学研究科博士課程修了。愛媛大学医学部助教授を経て、東京都健康長寿医療センター研究所に勤務。研究室長、部長、副所長ののち、2021年より現職。専門は老年学、公衆衛生学。日本応用老年学会理事長、各種学会理事、厚生労働省「健康日本21（第二次）策定専門委員会」委員などを歴任。著書に『死ぬまで介護いらずで人生を楽しむ食べ方』（草思社）、『60歳を超えたら「やせるな危険」』(PHP研究所）などがある。

レシピ作成・料理制作（Part4）、
調理監修（P61、P64～65、P69～71、P73）

岩崎啓子（いわさき・けいこ）

料理研究家・管理栄養士。健康を考え、素材を活かした簡単でおいしい家庭料理のメニューが好評。雑誌や書籍などで幅広く活躍。

本文デザイン／株式会社東京100ミリバールスタジオ
イラスト／植木美江
料理撮影／原ヒデトシ
料理スタイリング／宮沢ゆか
校正／有限会社くすのき舎
編集協力／株式会社フロンテア
編集担当／田丸智子（ナツメ出版企画株式会社）

低栄養《ていえいよう》を防《ふせ》いで健康寿命《けんこうじゅみょう》をのばす！
[最新《さいしん》]70歳《さい》からの栄養《えいよう》の基本《きほん》と食《た》べ方《かた》のコツ

2023年4月4日　初版発行

監修者　新開省二《しんかいしょうじ》　　Shinkai Shoji, 2023
発行者　田村正隆
発行所　株式会社ナツメ社
東京都千代田区神田神保町1-52 ナツメ社ビル1F（〒101-0051）
電話　03-3291-1257（代表）　FAX　03-3291-5761
振替　00130-1-58661
制　作　ナツメ出版企画株式会社
東京都千代田区神田神保町1-52 ナツメ社ビル3F（〒101-0051）
電話　03-3295-3921（代表）
印刷所　図書印刷株式会社

ISBN978-4-8163-7349-7　　Printed in Japan